D' GEORGES GELLÉ

DE PARIS

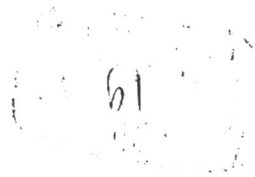

SUR LES ADÉNOPATHIES

DANS

LES AFFECTIONS DES FOSSES NASALES

ET DU RHINO-PHARYNX

RAPPORT

Présenté à la Société française d'Otologie, de Laryngologie et de Rhinologie

CONGRÈS DU 8 MAI 1905

BORDEAUX

FERET ET FILS, ÉDITEURS
5, cours de l'Intendance

PARIS

OCTAVE DOIN, ÉDITEUR
place de l'Odéon, 8

1905

Principaux travaux du Dr Georges GELLÉ

Des pressions centripètes (épreuve de Gellé), étude de Séméiologie auriculaire (Thèse de doct., Paris, 1895, 1 vol. 152 pages, Soc. d'éditions scient.).

L'eau oxygénée en oto-rhinologie, son rôle hémostatique et antiseptique (*Bull. et Mém. de la Soc. franç. d'otol., de laryngol. et de rhinol.*, t. XII, p. 351, séance du 7 mai 1896).

Accidents cérébraux (pseudo-méningite) au cours d'une otorrhée chronique. Trépanation (*Archiv. internat. de laryngol.*, t. X, 1897, mars-avril, p. 171).

Contribution à l'étude des affections auriculaires chez les goutteux (*Bull. et Mém. de la Soc. franç. d'otol.*, t. XIII, 11° partie, p. 203, 5 mai 1897).

Surdité hystérique (*Bull. et mém. de la Soc. franç. d'otol.*, mai 1898, p. 390, et *Archiv. internat. de laryngol.*, t. XI, 1898, p. 164).

Laryngites hémorragiques (*Bull. et Mém. de la Soc. franç. d'otol.*, t. XV, p. 336, séance du 4 mai 1899).

Aphonie et ictère (*Archiv. internat. de laryngol.*, mai-juin 1900).

Remarques sur l'audition du diapason par la voie cranienne (audition solidienne) chez les nerveux (XIII° Congrès international de médecine, Paris, 1900, 8 août, in *Archiv. internat. de laryngol.*, 1900, p. 392).

Algie mastoïdienne hystérique (*Archiv. internat. de laryngol.*, 1902).

Lésions nasales et larmoiement (Travail du laboratoire de l'Hôtel-Dieu, in *Bull. et Mém. de la Soc. franç. d'otol.*, 1903).

Double chancre syphilitique occupant la fosse nasale et la conjonctive (Soc. de rhinol. de Paris, 13 nov. 1903, in *Arch. internat. de laryngol.*, 1903).

Cranio-hydrorrhée d'origine traumatique (Soc. de rhinol. de Paris, 13 nov. 1903, et *Archiv. internat. de laryngol.*, 1903).

RAPPORT PRÉSENTÉ AU CONGRÈS

DE LA

SOCIÉTÉ FRANÇAISE D'OTOLOGIE, DE LARYNGOLOGIE
ET DE RHINOLOGIE

Tenu à Paris du lundi 8 mai au jeudi 11 mai 1905.

SUR LES ADÉNOPATHIES

DANS

LES AFFECTIONS DES FOSSES NASALES
ET DU RHINO-PHARYNX

Par le D' **Georges GELLÉ**, de Paris,

Chef des travaux rhinologiques à la clinique ophtalmologique
de la Faculté.

Dans les quelques pages qui vont suivre, nous nous proposons d'exposer les résultats de nos recherches anatomiques et cliniques concernant «les adénopathies dans les affections des fosses nasales et du pharynx nasal».

Dès le début de nos travaux, nous espérions une ample moisson de documents précis et d'observations détaillées à souhait, qui allait nous permettre d'asseoir en toute connaissance de cause des conclusions fermes. Nous fûmes, hélas! bien vite déçu, et obligé, tout au contraire, de constater la grande pauvreté de nos matériaux utilisables.

Dans nombre d'observations, fort bien prises par ailleurs, la recherche des adénopathies est entièrement négligée ou si on en parle c'est sans aucun des détails qui auraient pu la rendre utilisable. C'est là, certes, une lacune regrettable et qu'il nous fallait signaler tout d'abord.

En effet, sans vouloir grossir à plaisir l'importance du sujet que nous étudions ici, nous comprenons mal pourquoi les régions nasales et naso-pharyngées, échapperaient à la loi de pathologie générale qui tend de plus en plus à donner une plus grande importance à l'infection par voie lymphatique. Presque toutes les lésions de notre organisme retentissent sur le système lymphatique, et toute infection a sa répercussion sur les ganglions correspondant au territoire anatomique envahi. C'est un fait aujourd'hui acquis.

Tout récemment, en Allemagne, puis en France, les études anatomiques concernant les lymphatiques des régions qui nous occupent plus spécialement ont été reprises avec des moyens d'investigation plus perfectionnés.

Ces notions nouvelles pouvant nous permettre, à l'avenir, de diriger plus méthodiquement et plus systématiquement nos investigations cliniques, nous avons cru bon d'en exposer tout d'abord les résultats.

Nous ne saurions trop remercier ici notre confrère le professeur agrégé Cunéo, de la bonne grâce avec laquelle il s'est mis à notre disposition pour nous fournir les documents bibliographiques et anatomiques utiles à la rédaction de cette partie de notre rapport. Nous remercions aussi notre jeune confrère le Dr J.-M. André, qui a longuement, dans le laboratoire, et sous le contrôle de M. Cunéo, tenté d'élucider quelques-uns de ces problèmes anatomiques si délicats et qui nous a permis d'utiliser, si j'ose dire, avant la lettre les matériaux amassés pour sa thèse inaugurale.

Dans un second chapitre, nous exposerons les résultats cliniques de nos recherches.

I. Partie anatomique.

Jusqu'en ces dernières années, anatomistes et cliniciens ont vécu sur les idées de Sappey[17], dont le travail date de 1874.

Depuis, grâce surtout aux travaux de A. Most parus en
1901 [13], et aux recherches toutes récentes de Cunéo [8] et
J.-Marc André [3], qui remontent à quelques mois à peine, la
question a été complètement reprise. Nous insisterons surtout sur les points nouveaux mis en lumière par ces travaux,
et nous nous attacherons par-dessus tout à en tirer les
conclusions cliniques qui doivent tout particulièrement nous
intéresser. Nous indiquerons d'une façon aussi précise et
aussi claire que possible, sans être pourtant trop schématique,
l'origine des lymphatiques, le trajet du courant de la lymphe,
et dans quels ganglions les troncs lymphatiques vont se jeter ;
entre le point de départ muqueux et le point d'arrivée ganglionnaire, il nous faudra aussi citer au passage les ganglions
« relais ».

Nous étudierons donc successivement : le réseau lymphatique, les troncs efférents, les connexions du réseau profond
avec celui du revêtement cutané, ce qui nous amènera à dire
quelques mots des lymphatiques de la peau du nez. Enfin,
dans un autre chapitre, nous montrerons les groupes ganglionnaires régionaux correspondant à toute cette surface
muqueuse, indiquant ainsi les régions à explorer.

Cette étude nous permettra de résoudre un double problème:
1° une lésion nasale ou rhino-pharyngienne étant donnée,
dans quelle région anatomique devons-nous rechercher la
présence d'adénopathies? et, 2° une adénopathie étant constatée dans un des groupes régionaux indiqués, quelle région
des fosses nasales le clinicien doit-il explorer plus particulièrement pour y rencontrer la cause possible de l'adénopathie?

Ceci fait, nous étudierons deux questions très intéressantes
et connexes : les lymphatiques de la muqueuse des cavités
accessoires des fosses nasales, et les relations des espaces
périméningés avec les lymphatiques des fosses nasales.

A) RÉSEAU LYMPHATIQUE D'ORIGINE. — Entrevu par Mascagni [12], le réseau lymphatique de la pituitaire n'est bien connu

que depuis les travaux de E. Simon[20] en 1859 et de Sappey[17] en 1874.

De 1875 à 1901, on vit sur la description de Sappey.

En 1901, paraît l'article de Most[13] sur les lymphatiques des fosses nasales et de la gorge; puis, en 1905, les travaux de Cunéo et d'André.

Ces lymphatiques naissent dans les couches du chorion, immédiatement sous-jacentes à l'épithélium, tout contre la membrane basale. Ils forment là un réseau d'abondance variable suivant les régions considérées, mais toujours très riche et surtout bien visible chez les jeunes sujets. L'observation de Teichmann (*Das Saugadersystem*, 1861) que le nombre et le calibre des lymphatiques dépendent de l'épaisseur et de la tension de la muqueuse sur les parties sous-jacentes est vraie pour la pituitaire. En effet, les mailles du réseau sont d'autant plus serrées et le calibre des vaisseaux qui le composent d'autant plus volumineux que la muqueuse est plus épaisse, c'est-à-dire qu'au niveau des bords libres des cornets inférieurs et moyens elles sont surtout abondantes. La direction générale des mailles de ce réseau est à grand axe antéro-postérieur (Most). Ces mailles sont loin d'être toujours bien régulières, et le calibre des vaisseaux qui les forment n'est pas toujours bien égal. Mais *toujours le système est parfaitement clos*. Jadis on décrivait de larges fentes qui venaient déboucher à la surface de la pituitaire par de petits canalicules qui traversaient la membrane basale; on déduisait de cette constatation anatomique que c'était par cette voie qu'arrivait à la surface de la muqueuse le liquide nécessaire pour humidifier à souhait l'air inspiré, et pour permettre les mouvements oscillatoires des cils vibratiles.

Or, il n'en est rien : le système est parfaitement clos (Cunéo et André), et ces prétendues fentes ne seraient, en somme, obtenues que par des effractions dues à des excès de pression de la masse injectée.

Nous l'avons dit, ce réseau lymphatique est très superficiel et partout il est superposé au réseau vasculaire sanguin.

Un point assez curieux à signaler, c'est qu'il paraît possible de distinguer dans la pituitaire deux territoires lymphatiques, territoires correspondant assez bien, l'un à la zone respiratoire, l'autre à la zone olfactive de la pituitaire. L'indépendance de ces deux territoires est très marquée, et il est presque impossible d'injecter les deux réseaux simultanément.

Le réseau de la portion olfactive occupe environ le quart ou le tiers supérieur de la cloison et de la paroi externe des fosses nasales, il est plus dense que l'autre, et les vaisseaux collecteurs qui en partent ne présentent que de très rares anastomoses avec les canaux du territoire respiratoire.

De plus, ce réseau est absolument superposable à celui qu'on obtient, comme nous le verrons dans un instant, en injectant les lymphatiques de la pituitaire par voie méningée.

Il va sans dire que des caractères aussi nettement tranchés ne s'observent que chez les fœtus ou les individus très jeunes, l'âge estompe un peu le tableau.

Les réseaux des deux fosses nasales communiquent largement entre eux, il n'y a pas d'indépendance, les communications se font à la partie antérieure au niveau du vestibule et de la sous-cloison, il en est de même en arrière au niveau des choanes.

En outre, en avant, le réseau lymphatique pituitaire communique avec le réseau cutané du nez et de la face, et, en arrière, avec le réseau du pharynx et du larynx; cette solidarité a été bien établie par Most.

Les rapports entre le réseau pituitaire et le réseau cutané se font certes au niveau de l'orifice narinal par des canaux qui contournent les cartilages des ailes du nez. Mais Most a montré qu'il existait, en outre, des voies plus directes unissant les lymphatiques de la peau du nez, voies constituées par des canaux traversant l'auvent nasal, soit entre les fissures qui existent entre les os et le cartilage, soit entre les cartilages.

Ces diverses remarques nous semblent offrir un certain intérêt pour l'explication de certaines constatations faites journellement en clinique.

1° Ainsi, l'indépendance du réseau du territoire olfactif et ses rapports avec les espaces péri-méningés n'expliquent-ils pas la gravité des cautérisations ignées, faites sur le cornet moyen, au-dessus de la fente olfactive, gravité sur laquelle M. Lermoyez a souvent insisté sans pouvoir, croyons-nous, en indiquer les raisons?

2° De plus, la communication large entre les deux réseaux, droit et gauche, nous explique pourquoi il est si fréquent d'observer la bilatéralité des adénopathies, quoiqu'il y ait toujours un côté plus sérieusement atteint que l'autre?

3° Enfin, la large communication du réseau muqueux avec le réseau cutané ne montre-t-elle pas pourquoi des infections purement nasales peuvent retentir sur les groupes ganglionnaires correspondant au territoire cutané de la peau du nez?

Quant au réseau lymphatique d'origine du naso-pharynx, il a été bien décrit par Sappey, et, depuis, les auteurs n'ont fait, à notre connaissance, que reproduire cette description.

Nous avons vu qu'il communiquait largement en avant, au niveau du pourtour des choanes, avec le réseau nasal, très riche à ce niveau.

Suivant Most, il existerait une ligne de séparation très nette entre le réseau lymphatique pharyngien et le réseau œsophagien, avec de très rares communications; ce qui pourrait expliquer pourquoi les affections de la gorge s'arrêtent souvent très nettement à l'entrée de l'œsophage.

Ce réseau se met en rapport avec les nombreux éléments lymphoïdes très denses qui doublent la muqueuse de la partie postéro-supérieure du naso-pharynx, et qui s'étalent en une véritable nappe continue, formant en certains points des amas, connus en anatomie sous le nom d'*amygdale pha-*

ryngée et d'*amygdale tubaire*. Ces masses lymphatiques complètent latéralement et supérieurement l'anneau lymphatique de Waldeyer.

B) LES TRONCS COLLECTEURS. — On peut les diviser en deux groupes : un groupe principal, comprenant les troncs qui se dirigent en arrière, et un groupe accessoire, comprenant ceux qui se dirigent en avant.

1° *Les troncs antérieurs*, les moins nombreux et anatomiquement les moins importants, ne semblent récolter que la lymphe du tiers antérieur à peine des fosses nasales; ils sortent soit par le vestibule, en contournant les ailes du nez, soit par les défauts de la cuirasse de l'auvent nasal, en s'insinuant entre les incisures des cartilages. Par ces deux voies, ils finissent par atteindre le réseau lymphatique sous-cutané avec lequel ils s'anastomosent largement pour aller se terminer avec eux dans les ganglions sous-maxillaires.

2° *Les troncs postérieurs* sont de beaucoup les plus importants; ils forment la voie principale d'écoulement de la lymphe. Sappey a bien montré que ces troncules se dirigeaient en arrière, vers la partie moyenne du sillon vertical qui sépare la paroi externe des fosses nasales de l'orifice pharyngien de la trompe d'Eustache. Là, dans ce sillon, dit *pharyngo-nasal*, ils forment un petit plexus, qu'on injecte en général facilement; c'est un véritable rendez-vous des lymphatiques des fosses nasales. (Most.)

De ce point, les lymphatiques continuent leur trajet en arrière, passant au-dessus et au-dessous du cartilage tubaire, quelques-uns même pénétrant dans le canal tubaire pendant quelque temps, pour en sortir en perforant son cartilage et rejoindre en arrière les autres vaisseaux collecteurs. En résumé, il se forme là un très riche *réseau péritubaire* où aboutit le courant de la lymphe provenant de la plus grande partie des fosses nasales.

Quelques troncs ramenant la lymphe de la partie inférieure de la cloison et du plancher passeraient sur la face supérieure du voile; puis, s'anastomosant avec ceux du côté opposé, iraient former le pédicule inférieur des voies efférentes. (André.)

Les rapports des lymphatiques des fosses nasales et de ce plexus péritubaire permettent peut-être de comprendre la grande facilité de l'infection tubaire et auriculaire à la suite d'infection nasale.

C) LES VOIES EFFÉRENTES. — a) *Voies efférentes postérieures :* Elles forment trois groupes ou trois pédicules. (André.)

1° Le *pédicule supérieur* est formé de trois ou quatre canaux volumineux qui, s'insinuant sous la trompe, entre les deux muscles péristaphylins, cheminent sur la paroi pharyngée latérale, appliqués sur le constricteur supérieur du pharynx.

A l'union de la face latérale du pharynx, à hauteur des masses latérales de l'atlas, ils viennent se jeter dans les *ganglions rétro-pharyngiens* (ou mieux ganglions pharyngiens latéraux de Most).

De là, ils peuvent gagner un second relais ganglionnaire constitué par les *ganglions supérieurs de la chaîne jugulaire interne,* en passant, pour la plupart, en arrière du paquet vasculo-nerveux et du ganglion sympathique cervical supérieur.

André a vu une seule fois l'injection dépassant le ganglion pharyngien atteindre, près de la ligne médiane, un *petit ganglion* qui, lui, était *franchement rétro-pharyngien.*

2° Le *pédicule moyen* comprend ordinairement deux canaux assez volumineux, qui, se portant en bas et en dehors, perforent bientôt la tunique musculaire du pharynx et vont se jeter un peu au-dessus de la grande corne de l'os hyoïde, dans un ganglion volumineux. Ce ganglion, le plus gros de la chaîne jugulaire interne, est placé immédiatement au-dessous du ventre postérieur du digastrique, au-dessus de l'embouchure du tronc thyro-linguo-facial.

3° *Le pédicule inférieur* chemine sous la muqueuse de la face supérieure du voile du palais, en obliquant vers l'un de ses bords latéraux ; puis, passant sous la muqueuse du pilier postérieur, s'anastomose avec les lymphatiques venus de la région amygdalienne.

Alors ils perforent la paroi latérale du pharynx et viennent se jeter dans un ou *deux ganglions de la chaîne jugulaire*, situés au niveau et au-dessous de la bifurcation de la carotide primitive, sous le muscle sterno-cléido-mastoïdien.

b) *Voies efférentes antérieures.* — Partant principalement du réseau cutané, les collecteurs lymphatiques s'accolent aux vaisseaux sanguins pour se porter vers les ganglions. En 1899, H. Küttner [10] les décrivait de la façon suivante : il les divise en trois groupes : groupe supérieur, groupe moyen et groupe inférieur.

Le *groupe supérieur*, partant de la racine du nez, se porte horizontalement en dehors, passe au-dessus de la paupière supérieure, puis gagne *les ganglions parotidiens supérieurs*.

Le *groupe moyen*, comprenant ordinairement trois canaux nés de la racine et des faces latérales du nez, suit le bord adhérent de la paupière inférieure, puis pénètre dans la parotide, près de son extrémité inférieure, et se termine dans les *ganglions parotidiens inférieurs*.

Le *groupe inférieur* est le plus important, car il comprend six à dix troncs, qui naissent de toute l'étendue du réseau cutané ; ils suivent les vaisseaux faciaux et viennent se terminer dans les *ganglions sous-maxillaires*. Certains peuvent s'interrompre dans le relais des *ganglions faciaux*.

André, qui a repris cette question, la comprend un peu différemment. Pour lui aussi, il y a trois groupes, dont le groupe moyen est le plus important. Il est composé de trois à cinq vaisseaux, qui vont se terminer dans les deux ou trois ganglions qui forment le groupe sous-maxillaire. Deux fois, il les a vus se jeter dans les *ganglions buccaux* de Prin-ceteau [10], et une fois dans un *ganglion sus-maxillaire*.

Des ganglions sous-maxillaires, une injection particulière-ment pénétrante peut gagner les *ganglions jugulaires,* surtout ceux situés au voisinage de la carotide primitive (au-dessus de l'os hyoïde), et un gros ganglion très constant, situé à 1 cen-timètre environ en arrière et au-dessus de la grande corne de l'hyoïde, sous le bord inférieur du muscle digastrique.

Les deux autres pédicules, supérieur et inférieur, seraient pour lui des voies efférentes accessoires et inconstantes.

Le pédicule supérieur, le même que Küttner, va aboutir aux ganglions très superficiels situés au niveau de la portion supérieure de la parotide, et dans le ganglion préauriculaire. Il vient de la racine du nez. Jamais André dans ses injections n'a vu les canaux qui suivent la paupière inférieure (groupe moyen de Küttner) se jeter dans les ganglions parotidiens inférieurs.

Le pédicule inférieur est inconstant. Il naît du lobule et des ailes du nez, ainsi que du pourtour des narines, et se dirige en bas en contournant la commissure des lèvres, pour se terminer sous le menton dans les *petits ganglions sus-hyoïdiens* du même côté, ou par anastomose dans ceux des deux côtés.

En résumé, les lymphatiques des fosses nasales ont deux voies efférentes : l'une, *antérieure,* peu importante, accessoire anatomiquement ; mais, comme nous le verrons par la suite, la seule d'observation courante en clinique. Cette voie, qui lui est commune avec les lymphatiques du nez, conduit dans trois groupes de ganglions régionaux : le groupe parotidien, le groupe sous-maxillaire et le groupe sus-hyoïdien. Acces-soirement, il mène dans les ganglions géniens, qui ne sont que des « nodules interrupteurs ». (Cunéo.) De là, le courant peut gagner les ganglions cervicaux profonds.

L'autre, *postérieure*, est la voie principale anatomiquement. Les collecteurs postérieurs se divisent eux aussi en trois pédicules : le *supérieur*, à direction presque horizontale sous la base du crâne, va se terminer dans le *ganglion pharyngien rétro-latéral* et accessoirement dans le *ganglion supérieur de la chaîne jugulaire interne* (ganglion cervical profond supérieur). Accessoirement encore, il peut se jeter dans des nodules interrupteurs situés au-dessous de la trompe d'Eustache.

Le *moyen*, oblique en bas et en arrière, se termine dans le gros *ganglion sous-digastrique de la chaîne cervicale profonde* ou jugulaire, et accessoirement dans un ganglion voisin situé au-dessus et en arrière de lui et appartenant aussi à la chaîne jugulaire.

L'*inférieur*, enfin, presque vertical en bas et en arrière, va se terminer dans un, deux ou trois *ganglions de la chaîne jugulaire interne,* échelonnés au-dessous de la bifurcation de la carotide interne.

Quant au riche réseau formé par les vaisseaux lymphatiques de l'arrière-cavité des fosses nasales, il se résume en deux ou trois troncs qui, se dirigeant en haut et en arrière, gagnent les *ganglions rétro-pharyngiens*. Ces ganglions, placés à l'angle que forme la paroi postérieure du pharynx en s'unissant à la face latérale, près de la base du crâne, sont séparés par une aponévrose du ganglion cervical supérieur du pneumogastrique. (Gilette.)

D) LES GANGLIONS RÉGIONAUX. — Jetons maintenant un regard d'ensemble sur les groupes ganglionnaires qui peuvent réagir sous une infection partie des fosses nasales ou du cavum.

Cette revision nous permettra de mieux voir quelles sont les régions que le clinicien devra explorer, et comment il devra pratiquer cette exploration.

1° Les *ganglions parotidiens*. Ces ganglions sont groupés en plusieurs amas :

α. Les uns sont *superficiels*, tout en étant sous-aponévrotiques; ils sont petits et peu nombreux, deux ou trois au maximum, et assez souvent ils se réduisent à un ganglion unique, le ganglion préauriculaire, situé en avant du tragus.

β. Les ganglions *profonds,* qui sont beaucoup plus nombreux et plus importants; ils sont situés dans la masse glandulaire elle-même, et groupés. autour de la veine jugulaire externe et de la carotide externe.

γ. Un troisième groupe, le groupe des ganglions *sous-parotidiens* ou latéro-pharyngiens, est situé entre la glande et la paroi du pharynx. Ces ganglions sont gros et nombreux, huit à dix le long du pharynx céphalique. Ils communiquent largement avec les ganglions cervicaux profonds. Ce sont eux qui sont le point de départ des phlegmons latéro-pharyngiens.

On sait combien difficile est l'exploration des ganglions parotidiens, ce qui tient, d'une part, à leur profondeur et, d'autre part, à ce qu'ils ne reposent pas sur un plan résistant à la main qui palpe la région, exception faite pour le ganglion préauriculaire.

Dans tous les cas, c'est derrière la branche montante du maxillaire que l'on devra faire porter l'exploration, et on la fera surtout d'une manière fructueuse en palpant toute cette région entre deux doigts, l'un étant introduit dans la bouche et soutenant la paroi pharyngée, et l'autre étant appliqué derrière la branche montante du maxillaire.

2° Les *ganglions sous-maxillaires* forment un chapelet superficiel, étendu tout le long du bord inférieur de l'os maxillaire inférieur. On en compte en général cinq ou six, dont le plus gros, décrit par Stahr sous le nom de «ganglion moyen », répond au point où les vaisseaux faciaux croisent le bord inférieur du maxillaire inférieur.

Au niveau de l'angle de la mâchoire, ces ganglions sous-

maxillaires communiquent, d'une part, avec la chaîne cervicale profonde et, d'autre part, avec les ganglions parotidiens.

Il existe là un rendez-vous lymphatique dans lequel on
trouve deux ou trois ganglions qui constituent le groupe des
ganglions angulo-maxillaires.

Tout ce groupe est bien plus facilement accessible, et on
l'explore aisément par le palper simple ou mieux encore par
le palper entre deux doigts, l'un introduit dans la bouche et
appuyant sur le plancher buccal, l'autre explorant la région
sous-maxillaire. C'est dans ce groupe que se rendent les
lymphatiques des téguments du nez (groupe moyen ou principal).

3° Les *ganglions rétro-pharyngiens* de Gilette ou mieux
pharyngiens latéraux de Most, puisqu'ils sont placés à la
jonction de la face postérieure et des faces latérales du pharynx, en dedans des lames sagittales du pharynx de Charpy,
lames de consistance variable, au nombre de deux de chaque
côté, sont bien développés chez le tout jeune enfant, mais
s'atrophient chez l'adulte. Ces ganglions sont, en somme,
franchement latéraux et se superposent dans le sens vertical
lorsqu'il y en a deux. Ils sont en rapport en avant avec la
jonction des parois postérieure et latérale du pharynx; en
arrière avec le muscle grand droit antérieur qui les sépare
des masses latérales de l'atlas; en dehors avec la carotide
interne au moment où elle va pénétrer dans le trou carotidien,
mais ils en sont séparés par les lames sagittales de Charpy.

4° Les *ganglions de la chaîne jugulaire interne* (ou ganglions de la chaîne cervicale profonde) sont assez facilement
explorables par le palper de la région carotidienne. Très fréquemment le plus élevé de ces ganglions est appliqué sous
la mastoïde (André), à peine distant de quelques millimètres
de cette dernière entre les insertions du digastrique et du
sterno-cléido-mastoïdien.

On s'expliquerait qu'en cas d'adénite de ce ganglion
le malade eût une douleur qu'on pourrait par erreur, si

l'on n'y prenait garde, rapporter à la mastoïde, ou bien éprouver une gêne dans les mouvements de la tête et une sorte de torticolis par immobilisation de défense que l'on pourrait prendre pour un torticolis *ab aure læsa*.

Le plus gros de cette chaîne, placé immédiatement au-dessous du ventre postérieur du digastrique, au-dessus de l'embouchure du tronc thyro-linguo-facial, reçoit le pédicule moyen des lymphatiques des fosses nasales, et, chez deux sujets dont les lymphatiques étaient particulièrement perméables, André a vu l'injection aboutir à ce ganglion par les deux voies antérieures et postérieures à la suite de piqûres pratiquées au niveau de la portion antérieure du cornet inférieur.

Nous savons qu'un ou deux ganglions situés au niveau et au-dessous de la bifurcation de la carotide primitive, sous le sterno-cléido-mastoïdien, reçoivent le pédicule inférieur ou troisième groupe des lymphatiques des fosses nasales.

5° Il nous reste, pour terminer cette longue énumération, à parler des *ganglions géniens* décrits par Princeteau[6] et Buchbinder[6]. Ils forment plusieurs groupes : les ganglions *buccaux*, au nombre de un ou deux, placés sur la face externe du buccinateur, au-devant de la veine faciale; les ganglions *sus-maxillaires*, de un à trois ganglions, placés sur la face externe de l'os maxillaire inférieur, le plus souvent en rapport avec la veine faciale.

Signalons encore, pour être complet, quelques ganglions rencontrés exceptionnellement : le *ganglion naso-génien* et le *ganglion commissural*; quant aux ganglions sous-orbitaires et malaires, ils n'ont été observés que cliniquement. (Vigier[23] et Albertin[1].)

E) Les lymphatiques des sinus. — Cette question des lymphatiques de la muqueuse des cavités accessoires des fosses nasales est encore loin d'être complètement résolue. La faute en est à la technique actuelle des injections lympha-

tiques, qui exige d'opérer sur des sujets très jeunes; or,
nous savons qu'à la naissance les sinus ne sont pas, ou à
peine, développés.

On en est donc réduit à des hypothèses plus ou moins vrai-
semblables.

A propos du sinus maxillaire, Sieur et Jacob, par exemple,
dans leur ouvrage si documenté par ailleurs, écrivent : « Il
est *rationnel* d'admettre que quelques-uns d'entre eux (les lymphatiques) sont en relation avec les lymphatiques de l'orbite
et, par suite, avec les espaces lymphatiques intra-craniens. »

Pour le sinus frontal, les mêmes auteurs déclarent que
les « lymphatiques du sinus frontal sont *vraisemblablement*,
comme les lymphatiques de la pituitaire, en relation avec
les espaces sous-arachnoïdiens du cerveau, par l'intermédiaire des canaux qui traversent leurs parois osseuses, et c'est
évidemment par ces communications que peuvent s'expliquer
les cas de méningite suppurée ou d'encéphalite survenant à
la suite des sinusites frontales, sans qu'il y ait perforation
des parois osseuses.

Quant aux « lymphatiques de la muqueuse des cellules
ethmoïdales, ils sont inconnus; *il est cependant logique
d'admettre* qu'ils existent et qu'ils se réunissent aux lymphatiques de la pituitaire, puisque la muqueuse ethmoïdale est
un prolongement de cette dernière ».

« Les lymphatiques émanés de la muqueuse qui tapisse la
cavité des sinus sphénoïdaux se rendent aux ganglions profonds du cou disséminés au voisinage du pharynx; » et plus
bas, en note : « *Il est évident* que le réseau lymphatique de la
muqueuse du sinus est également en rapport avec les lymphatiques endocraniens, et que cette voie lymphatique doi
nous donner l'explication de l'infection méningée au cours
d'une sinusite sphénoïdale, alors que les parois du sinus
sont indemnes et qu'il n'y a pas de phlébite du sinus caver-
neux. »

On le voit, rien de positif; or, surtout dans un pareil sujet, il faut se garder des hypothèses qui peuvent donner une apparence de satisfaction à notre esprit, sans pour cela nous rapprocher de la vérité.

Aussi les anatomistes se sont-ils efforcés de résoudre cette question malgré les difficultés.

Most n'a pu réussir à injecter le réseau, mais, en pratiquant son injection près de l'ostium, il a pu injecter des lymphatiques allant en arrière aux ganglions pharyngiens et carotidiens. Jamais il n'a vu les troncs injectés se diriger en avant vers le vestibule. C'est là, certes, une constatation de valeur pour le clinicien, en lui indiquant qu'il faut, dans le cas d'infection sinusienne ou de tumeurs de ces cavités surtout et tout d'abord interroger les ganglions pharyngiens et cervicaux profonds, au lieu des ganglions sous-maxillaires seuls, comme nous voyons cela se pratiquer le plus couramment.

André, au cours de ses recherches (Thèse doct., p. 45), a été plus heureux, et il a réussi à injecter les vaisseaux lymphatiques de la muqueuse du sinus maxillaire sur deux cadavres d'enfants, dont l'un était âgé de cinq ans et l'autre de huit ans.

«Au niveau de l'antre d'Highmore, le réseau des lymphatiques était composé d'un système de canaux à mailles assez grandes et irrégulières, convergeant comme les rayons d'une roue vers l'ostium maxillaire, qui, comme on le sait, occupe à cet âge la partie la plus élevée, mais non la plus antérieure de la paroi interne du sinus. Parvenus en ce point, les lymphatiques contournaient le bord de l'orifice et venaient alors se confondre avec ceux du méat moyen. »

Les collecteurs se dirigeaient ensuite d'avant en arrière pour gagner le carrefour lymphatique péritubaire.

«Les lymphatiques ne se contentaient pas de sortir par l'ostium maxillaire.

» Nous en avons vu également de très nombreux traverser cette région très mince de la paroi interne du sinus qu'on appelle le triangle postéro-supérieur, ou fontanelle nasale postérieure. Comme les lymphatiques qui sortaient par l'orifice du sinus, ils allaient se jeter dans les collecteurs du méat moyen.

» De là, ils gagnent les ganglions pharyngiens et carotidiens. »

Un fait important fut aussi constaté, qui peut venir appuyer les hypothèses faites au sujet des perforations possibles des plans osseux par les troncs efférents : si l'on poussait plus vigoureusement l'inspection de la muqueuse, on voyait se dessiner non seulement le réseau de la muqueuse, mais aussi par petits îlots les lymphatiques du périoste sous-jacent et quelques vaisseaux s'enfoncer à travers le périoste pour s'ouvrir à la face opposée.

Sur ces mêmes sujets, l'injection avait gagné les cellules ethmoïdales formant à leur niveau un réseau d'une extrême ténuité. André suppose qu'étant donnée la réplétion des lymphatiques du sinus maxillaire, du méat moyen et de la face inférieure du cornet moyen, les lymphatiques ethmoïdaux avaient dû s'injecter par de très petits canalicules perforant les cloisons papyracées des cellules ethmoïdales.

F) Communications des espaces sous-arachnoïdiens du cerveau avec les lymphatiques de la pituitaire. — Pour terminer cet exposé anatomique, que beaucoup trouveront peut-être trop long, mais que nous avons jugé indispensable à produire devant vous, étant données surtout les notions nouvelles et récentes acquises sur ce sujet, il nous reste à dire un mot des communications des espaces sous-arachnoïdiens du cerveau avec les lymphatiques de la pituitaire.

Grâce aux travaux de Schwalbe et d'Axel Key et G. Retzius (*Studien in der Anatomie des Nervensystems u. des Bindegewebes*, Stockholm, 1875 et 1876. Vol. I, p. 217 à 220, pl. 37), on admettait l'existence dans la pituitaire d'un système de canaux lymphatiques se continuant à travers la lame criblée avec la cavité arachnoïdienne(ou) les espaces sous-arachnoï-

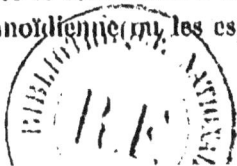

2

diens, et débouchant d'autre part librement à la surface de la
pituitaire par de fins canalicules traversant l'épithélium. Par
eux, en somme, la grande cavité lymphatique périencépha-
lique, la cavité sous-arachnoïdienne, était en communication
directe et constante avec l'air extérieur.

Le réseau des canalicules qui traversait la lame criblée, était
indépendant d'une part des gaines péri-olfactives, d'autre
part du réseau capillaire sanguin.

Nous devons signaler que ces auteurs déclaraient eux-
mêmes que leurs expériences n'avaient eu lieu que sur des
animaux de laboratoire (chiens et lapins), et que jamais chez
l'homme ils n'avaient obtenu pareil résultat dans leurs injections.

Depuis 1875-1876, presque tous les anatomistes se con-
tentent d'enregistrer ces déclarations sans les vérifier ni les
contrôler.

Tout récemment, Cunéo et André (Soc. anat., 20 janv. 1905)
ont repris cette étude, qui présente un si grand intérêt au
point de vue des infections cérébrales d'origine nasale.

Après avoir expérimenté la masse gélatineuse au bleu de
Richardson qui avait servi à Key et Retzius, ils ont définiti-
vement employé la masse de Gérota, beaucoup plus pénétrante,
et en se servant d'un dispositif fort simple leur permettant
d'avoir une pression continue et une injection lente.

Chez le lapin récemment sacrifié, l'injection méningée des
lymphatiques est aisée si l'on a soin de la pratiquer au voisinage du nerf olfactif. Le réseau que l'on révèle ainsi couvre
la presque totalité de la cloison et la partie supérieure de
la paroi externe.

Chez le chien la zone est beaucoup moins étendue et d'une
injection plus laborieuse.

Cunéo et André confirment tout d'abord le fait signalé
par Axel Key et Retzius, à savoir que le réseau s'injecte
directement et non par l'intermédiaire des gaines du nerf
olfactif. Ils ont, en effet, pu injecter les gaines sans injecter

le réseau, et inversement, en injectant le réseau directement ils n'ont pas injecté les gaines.

On peut donc admettre qu'il y a une indépendance très marquée entre le système des gaines péri-neurales et le réseau lymphatique pituitaire.

Enfin, constatation importante, après les affirmations contraires de Key et Retzius, dans aucun cas ils n'ont vu l'injection apparaître à la surface de la pituitaire, sauf lorsqu'il y avait exagération manifeste de la pression.

Plus heureux que les anatomistes antérieurs, André réussit à injecter ce réseau chez l'homme, sur quatre sujets dont l'âge variait de un à cinq mois environ.

Ce réseau lymphatique est plus superficiel que le réseau capillaire sanguin, dont les mailles sont plus lâches, plus allongées et dont les canaux sont régulièrement calibrés, tandis que les canaux lymphatiques sont irrégulièrement calibrés, présentant çà et là des portions dilatées en ampoule. Sur ces canaux viennent se greffer irrégulièrement de petits appendices en forme de pénis. Enfin, au point où les canaux s'anastomosent, existent de petits carrefours ressemblant à des nodosités.

Ce réseau lymphatique est également superposé aux gaines du nerf olfactif.

En somme, le réseau lymphatique est plus superficiel que le réseau vasculaire et que le réseau nerveux.

Il est un autre point digne d'intérêt : chez l'homme, ce réseau appartient exclusivement ou presque à la région olfactive de la pituitaire.

Ces communications naso-méningées doivent donc être regardées comme les homologues des communications qui existent entre les espaces péricérébraux, et les espaces lymphatiques périoculaires et labyrinthiques.

Cette conception permettrait de comprendre tout d'abord la grande indépendance du réseau injecté par la voie méningée et du réseau lymphatique de la portion respira-

toire des fosses nasales. Puis elle explique l'extension beaucoup plus grande de la région injectable par voie méningée
chez les animaux qui possèdent un champ olfactif beaucoup
plus étendu que celui de l'homme, et enfin la régression de
ce réseau avec l'âge, régression qui semble marcher de pair
avec celle du champ olfactif lui-même.

Peut-être aussi est-ce de cette façon que l'on peut expliquer
en partie les graves accidents que plusieurs rhinologistes,
avec Lermoyez, ont signalé après des cautérisations au galvanocautère portant sur le cornet moyen et au-dessus de la
fente olfactive ; ainsi que les attaques de méningisme de tout
jeunes enfants au cours des infections nasales, et enfin la
transmission plus facile chez ceux-ci du bacille de Koch aux
méninges, ce qui expliquerait la fréquence si grande de la
méningite tuberculeuse chez les nourrissons, dont les parents
ou les familiers sont atteints de tuberculose pulmonaire
ouverte.

II. Partie clinique.

Une des premières difficultés à vaincre dans l'étude clinique des adénopathies d'origine nasale ou rhino-pharyngée
réside dans le fait que les groupes ganglionnaires régionaux
tributaires des divers segments des voies aériennes supérieures répondent à un territoire beaucoup plus étendu que
celui des fosses nasales et du cavum. Par conséquent, ce
territoire lymphatique comprend des organes très divers et
susceptibles d'être isolément infectés (cuir chevelu, conjonctive, lèvres, dents, langue, gorge, etc.), et par suite susceptibles aussi d'intéresser les ganglions.

Il faut donc, en présence d'une adénopathie, se rappelant
les notions anatomiques acquises, bien explorer tout le bassin
lymphatique dont ce ganglion est tributaire, avant de pouvoir localiser la lésion causale et de pouvoir conclure à une
relation de cause à effet entre une lésion nasale et une adéno-

pathie sous-maxillaire, par exemple. C'est un premier point à bien établir, et qui ne nécessite en somme qu'un examen complet et attentif du malade.

Le problème peut devenir encore plus délicat, parfois même insoluble, si au cours de l'examen on constate deux lésions situées en des points distants d'une même région. Le plus souvent alors, on ne pourra conclure.

Il convient aussi de fouiller quelque peu le passé pathologique du patient, car l'on sait combien longtemps après une lésion, même légère, et depuis des mois disparue, peut subsister l'engorgement ganglionnaire que l'on pourrait alors à tort rapporter à l'affection actuelle.

Si nous supposons l'adénopathie bien constatée et justement rapportée à une affection nasale, il convient encore d'en bien préciser les caractères cliniques, qui peuvent varier suivant la nature de l'agent infectieux. L'adénite aiguë de l'infection streptococcique a des caractères différents de l'adénopathie syphilitique, tuberculeuse ou néoplasique; ce sont là notions de chirurgie générale courante.

L'intensité de la réaction ganglionnaire est loin d'être en rapport avec l'intensité de l'infection nasale. Une infection très intense peut ne pas retentir sur les ganglions ou à peine, tandis qu'une infection légère, qui peut passer même inaperçue tant les symptômes en seront atténués, peut retentir énormément sur les ganglions comme dans la fièvre ganglionnaire dont nous parlerons dans un instant.

Il semblerait qu'il y a parfois une sorte de balancement entre l'intensité de la réaction locale et l'importance du retentissement ganglionnaire. •

L'âge du patient intervient aussi pour modifier la réaction ganglionnaire, et il est de notion courante que les ganglions d'un jeune enfant réagiront plus vite et d'une façon plus intense que ceux d'un vieillard.

Recherchons, maintenant, comment les ganglions régionaux vont se comporter vis-à-vis des différentes affections qui peuvent atteindre les fosses nasales et le naso-pharynx.

I. Des adénites dans les infections nasales aiguës.

Pour produire une adénite aiguë cervicale ou sous-maxillaire, par exemple, il suffit de l'apport par voie lymphatique de germes infectieux qui, pénétrant à travers une éraillure de la muqueuse pituitaire ou pharyngée, cheminent jusqu'aux ganglions les plus proches et y cultivent.

L'agent infectieux cause de tout le mal est, en général, le streptococcus pyogenes, qui agit seul ou associé au staphylococcus aureus ou à d'autres espèces de microorganismes du pus.

La solution de continuité de la muqueuse peut être apparente et produite par un traumatisme accidentel ou chirurgical, ou consister en une simple éraillure au cours d'une dermatose vestibulaire par exemple. Elle peut aussi bien souvent n'être pas visible, palpable; c'est le cas le plus ordinaire au cours des rhinites infectieuses.

1. *Dans les dermatoses vestibulaires.* — En général, dans le groupe des dermatoses vestibulaires (eczéma, folliculites, furoncles, etc.), la constatation d'une adénopathie n'est pas d'un grand intérêt.

Pourtant dans un cas de furoncle anthracoïde de la face interne de l'aile gauche du nez, chez un homme d'une quarantaine d'années, nous avons vu cette adénopathie prendre une réelle importance.

Ce furoncle s'accompagna, en effet, d'un état général très sérieux, d'une fièvre vive avec céphalée intense. En outre, on pouvait constater une traînée de lymphangite le long du sillon naso-génien, traînée qui, partant du bord narinal, remontait vers l'angle interne de l'œil, paraissant suivre le pédicule moyen de Küttner, mais s'arrêtant au bord adhérent de la paupière inférieure.

La palpation permettait de constater au niveau de la partie moyenne de la région sous-maxillaire une adénite aiguë volumineuse avec douleur vive à la pression et mouvement de défense du sujet.

Enfin, au niveau de la joue, du même côté, en avant du bord antérieur du masséter, on pouvait constater l'existence d'un point très douloureux au niveau d'une petite tumeur dure, mobile, donnant la sensation d'un petit pois ; il s'agissait sans doute d'une adénite génienne qui, bien certainement, eût passé inaperçue si mon attention n'avait pas été particulièrement attirée sur ce point par mes recherches, en vue de la rédaction de ce rapport.

Dans l'impétigo du bord narinal, on observe aussi des poussées d'adénite aiguë inflammatoire, des ganglions sous-maxillaires, sans périadénite le plus souvent, et qui n'offrent aucun caractère de gravité.

Ces adénites siègent naturellement du côté de la lésion nasale, mais il n'est pas rare de percevoir aussi un léger retentissement sur les ganglions sous-maxillaires du côté opposé.

Ce qui fait l'intérêt de ces poussées ganglionnaires, c'est que bien que ne présentant pas de pronostic sérieux par elles-mêmes, elles peuvent être le point de départ chez des enfants prédisposés, d'adénites sous-maxillaire ou cervicale chroniques. Celles-ci, à leur tour, peuvent être l'origine d'une tuberculose ganglionnaire, surtout si l'enfant est soumis fréquemment à la contagion bacillaire.

Nous devons ajouter que dans la plupart de ces eczémas, de ces impétigos du jeune âge, on constate en même temps une rhinite purulente torpide plus ou moins intense ; la kératite interstitielle est aussi très fréquente dans ces cas. On a trouvé le staphylocoque doré dans le pus de ces rhinites que l'on désigne parfois sous le nom de « rhinites impétigineuses ».

2. *Après les interventions chirurgicales.* — L'adénopathie survenant après l'acte opératoire mérite de nous arrêter un instant.

Nous sommes, en effet, assez habitués à intervenir sur les fosses nasales et le cavum impunément. On peut même dire qu'avec les précautions antiseptiques ou aseptiques courantes dans la grande majorité des cas, nous ne voyons survenir aucun accident, et pourtant nous intervenons dans un milieu d'une désinfection préopératoire impossible à assurer complètement, et, après notre intervention, le foyer ne peut être qu'imparfaitement soustrait à la possibilité de la contagion.

Il arrive pourtant que parfois on voit éclater des accidents d'une certaine gravité. Dans ces cas, il y a peut-être lieu d'incriminer la virulence spéciale de l'agent infectieux ou l'état du terrain, en l'absence de fautes opératoires.

C'est ainsi que l'on a pu voir survenir, à la suite d'un curetage du cavum pour végétations adénoïdes, curetage fait aussi aseptiquement que possible, et par des maîtres, des accidents infectieux sérieux, avec poussée d'adénopathie sous-maxillaire et cervicale intense avec suppuration menaçante.

D'autres fois, c'est à la suite d'une intervention des plus légères et des plus banales sur les cornets qu'éclatent les accidents.

Le cas suivant que nous devons à l'obligeance de notre collègue Furet, est certainement de cet ordre.

Il s'agit d'un homme de trente ans qui est cautérisé au galvanocautère, au niveau du cornet inférieur droit, dans l'après-midi du 19 octobre 1895.

Au cours de l'opération, la cloison est légèrement touchée.

Dans la nuit du même jour, malaise, petits frissons, insomnie.

Le lendemain, au réveil, douleur manifeste dans la région sous-maxillaire, où l'on constate la présence d'un ganglion assez volumineux, dur et douloureux, situé exactement à la hauteur du bord antérieur du masséter.

L'incident n'eut pas de suites sérieuses.

De tels cas doivent se rencontrer encore assez souvent, et chacun de nous a pu en voir quelques-uns, bien certainement, sans qu'il soit possible d'en reconnaître la véritable cause. La seule conclusion à en tirer, c'est qu'il nous faut toujours agir le plus aseptiquement possible, et ne pas intervenir dans un cavum ou dans des fosses nasales trop à la hâte et sans un léger traitement antiseptique antérieur et plus ou moins prolongé, car notre traumatisme peut créer une porte d'entrée pour l'agent infectieux virulent, hôte momentané de la région opératoire.

3. *Dans les rhinites et rhino-pharyngites infectieuses aiguës.* — Si maintenant nous envisageons les infections nasales et rhino-pharyngées aiguës, nous voyons qu'il y a de suite une distinction à faire. Dans les rhinites aiguës non compliquées, l'engorgement ganglionnaire est exceptionnel, pour ne pas dire toujours absent, et la constatation d'une adénopathie dans ces cas doit toujours nous paraître suspecte, comme nous le verrons plus loin. Dans les poussées d'adénoïdite aiguë, au contraire, les ganglions réagissent assez souvent et il est très fréquent de voir chez des enfants porteurs de végétations adénoïdes, ou qui ont subi plusieurs poussées d'adénoïdite aiguë, les ganglions cervicaux plus ou moins atteints d'adénite chronique.

Parfois même, les choses prennent une allure beaucoup plus grave, comme dans l'observation suivante due à l'obligeance de notre collègue Georges Laurens.

OBSERVATION I. — *Adénoïdite avec otite. Adénite cervicale et symptômes de septicémie.*

Mlle de S.-R..., six ans, a eu une otite aiguë suppurée droite d'origine grippale, en février 1904.

L'otite évolue normalement, suffisamment perforée, sans réaction mastoïdienne, mais l'enfant présente une fièvre élevée variant entre 39° et 40°, sans la moindre céphalée.

En outre, elle accuse une violente douleur sterno-mastoïdienne droite, et on constate un gros *ganglion de la région carotidienne supérieure*, immobilisant le muscle et provoquant du torticolis.

La région para-auriculaire est absolument indolore, mais l'enfant a une rhinite aiguë et présente du muco-pus en abondance descendant du cavum.

Il y a adénoïdite suppurée.

Au bout de huit jours seulement, l'adénopathie cervicale, extrêmement douloureuse au début et s'accompagnant même de périadénite, avait disparu.

Dans l'intervalle, le Dr Hartmann, appelé, avait émis l'hypothèse d'une phlébite de la jugulaire otogène.

L'état infectieux de l'enfant, le siège de la douleur et de l'empâtement avec fièvre élevée et coexistente d'une suppuration otique avait fait porter ce diagnostic.

La régression de l'adénoïdite entraîna celle du ganglion.

Comme nous le disions plus haut, la présence d'une adénopathie au cours d'une rhinite doit attirer l'attention sur la nature de cette rhinite. Nous allons passer en revue quelques-unes de ces rhinopathies spéciales.

a) *Rhinite érysipélateuse.* — Paul Tissier [17] déclare attacher une grande importance à l'adénopathie dans le diagnostic de l'érysipèle des fosses nasales.

Pour lui, il existe une rhinite érysipélateuse primitive. Il pense qu'il est fréquent de voir cette rhinite rester isolée et constituer la seule manifestation de l'infection streptococcique.

La symptomatologie, très brièvement résumée, consisterait dans un début fébrile avec frissons, céphalalgie frontale, quelquefois douleur de la nuque, caractère gravatif et continu des douleurs, épistaxis fréquentes, puis bientôt ardeur, sécheresse du nez, enchifrènement qui devient absolu, muco-pus souvent sanglant relativement peu abondant, se

concrétant sur la muqueuse des cornets en croûtes de coloration plus ou moins foncée et assez adhérente. Il y aurait un
état de congestion extrême de la muqueuse nasale, qui présente une tuméfaction diffuse, une coloration lie de vin et
même, par places, des ecchymoses.

On constaterait, en outre, l'immobilisation relative de la
tête, souvent légèrement inclinée d'un côté, avec douleur
spontanée à la pression de la partie latéro-supérieure du cou,
symptômes dus aux adénopathies symptomatiques de la
rhinite érysipélateuse.

P. Tissier accorde à cette adénopathie une grosse importance
diagnostique.

André, dans sa thèse, rapporte son observation personnelle.
Il fut atteint deux fois d'érysipèle de la face. La première fois,
il y a huit ans, le début se fit au niveau du sillon naso-
génien. La deuxième fois, il y a trois ans, le début fut narinal.
Les deux fois, il eut une adénite génienne, située sur la face
externe du buccinateur, au-devant du masséter. La seconde
fois l'apparition de l'adénite génienne permit de diagnostiquer
l'érysipèle avant qu'il ne fût apparu.

Les ganglions préauriculaires, rétro-auriculaires, sous-
occipitaux et sous-maxillaires furent pris. Aucun n'abcéda.

b) *Diphtérie nasale.* — Il est, en général, assez facile de poser
le diagnostic de diphtérie nasale par propagation grâce à
l'exacerbation des phénomènes généraux s'accompagnant
d'enchifrènement et d'écoulement nasal, surtout s'il y a eu
auparavant épistaxis.

Mais le problème est tout autre dans un cas de diphtérie
nasale isolée, il est parfois fort difficile, et l'on peut perdre un
temps précieux, en posant le diagnostic de coryza vulgaire ou
de coryza prodromique d'une grippe ou d'une rougeole, alors
qu'il s'agit d'un début de diphtérie nasale.

Or, Bretonneau [18-19], qui soutint contre Trousseau l'existence d'une diphtérie nasale primitive, dans sa lettre à Blache

et à Guersant, donne deux excellents signes diagnostiques :
« Que les doigts, » écrit-il, « se portent sous l'oreille, dans la
région rétro-maxillaire ; s'ils sentent rouler sous la peau, d'un
côté, un ou deux petits ganglions, si, d'autre part, du même
côté, on remarque une rougeur inaccoutumée de la lèvre
supérieure, il y a de fortes présomptions en faveur de la
diphtérie. »

Pour Raymond Glatard [20], dans la diphtérie nasale, l'adénopathie manque rarement. Son importance est en raison directe
de la gravité de l'infection, mais même dans la forme la plus
bénigne on peut constater l'engorgement des ganglions cervicaux ou sous-maxillaires du même côté que la rhinite.

Bretonneau indique un excellent moyen de diagnostic : car
dans le coryza banal il n'y a pas de ganglions, et la rougeur,
lorsqu'elle existe, est bilatérale.

On voit sans peine l'importance clinique et thérapeutique
de cette constatation, qui mène immédiatement le médecin
à pratiquer ou à faire pratiquer un examen rhinologique.
Si le coryza est reconnu suspect, on fait un ensemencement
sur sérum, comme lors d'une angine suspecte (Glatard). En
attendant le résultat de cet examen, le médecin peut toujours
instituer le traitement spécifique, c'est-à-dire injecter.

On saisit ici l'importance de la recherche de l'adénopathie.

c) *Rhinite purulente dans la scarlatine.* — La rhinite
purulente est relativement assez fréquente au cours de la
scarlatine.

M. Chausserie-Laprée [21], dans sa thèse faite dans le service
de M. Roger, à l'hôpital de la porte d'Aubervilliers, insiste
avec raison sur la gravité de cette rhinite. Sur quarante malades
atteints, dix-neuf sont morts. C'est donc un symptôme redou-
table. Le coryza purulent peut se montrer dès le début de la
maladie ou, au contraire, être tardif. Ce coryza du début
se caractérise par un jetage verdâtre fétide, extrêmement
abondant, par une dyspnée violente et des symptômes géné-

raux d'infection. Il est surtout remarquable par son apparition subite et la rapidité avec laquelle il peut tuer.

Quant au coryza tardif, il survient vers le dixième jour de la maladie et il n'a pas la même gravité.

En général, dans ces coryzas et surtout dans le coryza purulent précoce, les ganglions de la mâchoire sont gros et douloureux.

Cette réaction ganglionnaire intense s'explique par l'intensité de l'infection et par l'examen bactériologique du pus de la rhinite. On sait que le streptocoque est le microbe presque toujours trouvé dans les complications de la scarlatine; or, l'examen bactériologique du pus de la rhinite, les ensemencements et les inoculations aux animaux (Chausserie-Laprée) ont montré que le streptocoque est la cause la plus fréquente de la rhinite comme des otites consécutives ou des adéno-phlegmons, et qu'il peut être souvent associé au staphylocoque.

L'adénopathie ainsi provoquée peut suppurer. Dans ces cas, on constate la fluctuation d'une façon plus ou moins nette, et, pour bien la percevoir, il est nécessaire de fixer la tumeur contre un plan résistant, le maxillaire inférieur, et de rechercher la présence du pus par des pressions profondes alternatives avec deux doigts.

Mais dans ces adéno-phlegmons sous-maxillaires ou de l'angle de la mâchoire, il ne faut pas trop attendre la fluctuation pour intervenir si l'on veut éviter la production de fusées purulentes. La douleur aiguë réveillée par le doigt, l'empâtement, l'œdème sous-cutané, une rougeur diffuse, suffisent, enseigne Lejars, pour prouver qu'il y a du pus.

d) *Des abcès rétro-pharyngiens.* — Au cours des infections nasales ou rhino-pharyngées, même légères, il n'y a pas que les ganglions sous-maxillaires et de la chaîne jugulaire qui peuvent s'infecter et suppurer. Les ganglions situés sur le trajet du courant lymphatique postérieur, ganglions rétro-pharyngiens et latéro-pharyngiens, peuvent aussi s'enflammer et suppurer.

Point n'est besoin d'une infection violente, un simple coryza grippal, ou morbilleux, le coryza syphilitique du nouveau-né, suffisent à les infecter. On a vu l'abcès rétro-pharyngien succéder à une simple poussée d'adénoïdite aiguë.

Avant l'abcès, il y a toujours une période d'adénite inflammatoire simple se traduisant cliniquement par de la douleur à la déglutition, c'est la période dite angineuse.

L'adénite peut entrer en résolution et disparaître. Ce serait même là un cas relativement fréquent au dire de Bokaï [28] et Pearson [29], et le nombre de ces adénites aiguës qui peuvent passer inaperçues serait relativement très élevé.

Mais l'adénite peut suppurer et infecter à son tour le tissu cellulaire qui entoure le ganglion; c'est alors que l'abcès se forme. Anatomiquement, la collection au début serait toujours latérale, mais bientôt elle augmente de volume, elle s'étend et répond à toute la paroi pharyngée postérieure. On a alors affaire à l'abcès rétro-pharyngien, qu'il faut ouvrir sans perdre de temps.

Pour s'assurer de la présence du pus, il convient de rechercher ici la fluctuation, ou mieux la sensation de *choc en retour;* pour cela, on enfonce le doigt explorateur dans la bouche du malade, et d'un coup sec on l'appuie sur la tumeur; le doigt s'enfonce d'abord, mais si ce mouvement est contrarié, si le doigt est arrêté, puis lui-même refoulé, s'il y a, en un mot, « choc en retour, » c'est que la tuméfaction est due à une collection liquide. Le pus d'abord repoussé par le doigt heurte en arrière la paroi postérieure rigide qui le renvoie et, à son tour, repousse le doigt (Reclus).

L'opération est toujours assez délicate et quelque peu dramatique. L'enfant sera tenu solidement, dans la position assise, sur les genoux d'un aide. On ouvre le plus largement possible la bouche pour bien voir, et l'index gauche va reconnaître l'abcès, puis se recourbant en avant et en bas, il abaisse fortement la langue. De la main droite, on saisit un bistouri bien piquant dont la lame a été entourée presque jusqu'à la pointe avec de la gaze stérilisée, et on le porte franchement sur la ligne médiane, et rapidement on incise de haut en bas sur une longueur de 2 centimètres. L'intervention doit être menée très vite, en moins d'une seconde. Le bistouri ne doit pas quitter la ligne médiane pour se tenir loin des gros vaisseaux, et l'incision doit descendre le plus bas possible pour éviter la formation d'un diverticule qui pourrait devenir la source de récidive.

Dès que l'incision est terminée, on retire le bistouri et l'on penche immédiatement la tête de l'enfant en avant. Le pansement consécutif consistera en irrigations fréquentes à l'eau bouillie.

Si l'abcès récidive par la suite on pourra intervenir par la voie latérale. Broca[27] conseille de traiter les abcès latéro-pharyngiens plutôt d'origine bucco-pharyngée par la voie cutanée et de réserver la voie interne pour les abcès rétro-pharyngiens des nourrissons d'origine bien souvent nasale ou naso-pharyngée.

e) *De la fièvre ganglionnaire*. — La fièvre ganglionnaire (*Drüsenfieber, ganglionic fever*) est une affection assez fréquente au cours de la première enfance. Elle a été surtout bien étudiée par les médecins d'enfants : Pfeiffer[12], Comby[1]. Il s'agit d'une infection due vraisemblablement au streptocoque, et dont la porte d'entrée se trouve au niveau de la muqueuse des fosses nasales, du cavum ou du pharynx buccal; c'est ce qui en fait tout l'intérêt pour nous, et la rattache au sujet de notre rapport.

L'inflammation légère, passagère, éminemment transitoire sur les muqueuses du nez ou du pharynx, qu'elle effleure le plus souvent au point d'être à peine constatable cliniquement pour un esprit non prévenu, retentit très sérieusement sur les *ganglions angulo-maxillaires*, et s'accompagne de symptômes généraux plus ou moins intenses et d'un état fébrile de durée variable.

Voici comment les choses se passent le plus souvent (H. Gourichon[5]) : un enfant, de bonne santé habituelle, est pris après quelques jours de malaise léger, ou brusquement, sans cause occasionnelle appréciable, d'une fièvre vive avec anorexie et constipation opiniâtre; la température monte rapidement à 38°8, 39°, 40° même. L'examen des organes ne révèle rien d'anormal, aucune plaie cutanée ni muqueuse, à peine une légère rougeur de la cavité bucco-pharyngienne. Deux jours après le début des accidents, on remarque que l'enfant a des difficultés pour mouvoir la tête, et une légère douleur pour accomplir les mouvements de déglutition. En explorant la région cervicale, on trouve une masse ganglionnaire sur les caractères de laquelle nous insisterons dans un moment. Les symptômes généraux et la température persistent quelques jours encore, puis tout rentre dans l'ordre, sauf l'hypertrophie des ganglions qui demande plus de temps pour disparaître.

En parcourant les observations, on voit que du côté du pharynx on signale le plus souvent fort peu de choses, parfois rien; on a vu l'enchifrènement (Combemale) précéder la fièvre, de même un léger catarrhe rhino-pharyngien, quelquefois une épistaxis (Gourichon[5]), mais jamais il n'y a eu d'angine vraie. En somme, disproportion évidente entre la lésion rhino-pharyngienne et l'engorgement ganglionnaire, dont il nous reste à tracer le tableau.

La tumeur ganglionnaire est le plus souvent unilatérale; les ganglions angulo-maxillaires sont régulièrement les seuls pris, pourtant on a vu ceux siégeant sous le tiers supérieur du sterno-cléido-mastoïdien être envahis. En règle générale, les ganglions cervicaux sont seuls atteints, du moins dans les observations françaises; à l'étranger, on a signalé l'hypertrophie des ganglions axillaires, inguinaux, voire même mésentériques, une sorte de généralisation de l'infection. Mais, nous le répé-

tons, c'est là une exception, une complication très rare au dire
de M. Comby[1], qui s'est beaucoup occupé de cette question.

Parfois l'enfant semble éprouver une douleur au niveau de
la nuque et évite de faire le moindre mouvement; son atti-
tude rappelle alors beaucoup celle des enfants atteints d'abcès
rétro-pharyngiens, et il n'y aurait rien d'étonnant à ce que
l'inflammation des ganglions latéro-pharyngiens ne fût la
cause réelle de cette immobilité. Mais leur examen n'est pas
commode, surtout chez l'enfant, et l'on ne peut faire ici que
des hypothèses.

Somme toute, ce sont les ganglions angulo-maxillaires qui
sont les plus fréquemment touchés par l'infection. Tous les
ganglions du groupe ne sont pas forcément pris à la fois :
tantôt il n'y en a qu'un seul; d'autres fois, il semble que tous
sont atteints. Leur volume est très variable : depuis celui d'une
noisette jusqu'à celui d'un œuf d'oie.

La masse ganglionnaire est dure au toucher et son palper
provoque de la douleur et des mouvements de défense. A
moins de complication, on ne perçoit généralement pas de
fluctuation. La peau est mobile au-dessus et demeure saine.
Au bout de deux ou trois semaines, l'adénopathie rétrocède
progressivement. Parfois le ganglion peut s'abcéder, mais
c'est là un fait rare, exceptionnel. (Comby.)

Gourichon[5], dans sa thèse (1895), estimait avec Comby
que la fièvre ganglionnaire pouvait être contagieuse; il semble
beaucoup plus affirmatif aujourd'hui, et, dans une communication écrite, il me déclare qu'il a eu l'occasion, comme
médecin inspecteur des écoles de la ville de Paris, d'observer
plusieurs épidémies de fièvre ganglionnaire que d'autres rap-
portaient à une épidémie d'oreillons.

Cette question de contagion m'amène à vous signaler l'origine grippale possible de cette infection, et M. A. Delcour[3],
de Bruxelles, dans un tout récent travail, paraît rattacher en
partie la fièvre ganglionnaire à la grippe, opinion déjà défen-
due autrefois par Luigi Concetti. Il existerait une forme de

grippe s'accompagnant de symptômes gastro-intestinaux et
d'un gonflement des ganglions cervicaux situés derrière le
sterno-cléido-mastoïdien. Ce gonflement ganglionnaire, la
marche de la maladie, les complications possibles sont absolument comparables à ce que l'on observe dans l'affection
décrite en France sous le nom de « fièvre ganglionnaire » et
en Allemagne sous celui « Drüsenfieber ».

4. *Adénopathies dans les sinusites aiguës.* — Pour terminer
ces quelques considérations sur le rôle pathogénique des
infections nasales et naso-pharyngées dans la production des
adénopathies, nous voudrions attirer l'attention sur les
adénopathies qui peuvent survenir au début et au cours des
sinusites aiguës fronto-maxillaires. Nous n'avons pas vu ce
signe signalé en général, et, n'était une observation
de Caboche relatée dans la thèse d'André, nous n'aurions
rien trouvé sur ce sujet. Nous rapportons aussi brièvement
deux faits où nous avons pu constater l'existence de l'adénite aiguë. C'est là en quelque sorte un chapitre d'attente, et
nous aimerions à connaître l'opinion de nos collègues
sur ce point particulier.

Dans l'observation de M. Caboche, il s'agit d'une adénopathie du bord postérieur du sterno-mastoïdien au niveau de
son tiers supérieur. On distingue dans la masse empâtée
quatre ou cinq nodules ganglionnaires de la dimension d'un
petit pois. Le tout serait survenu au cours d'une sinusite
maxillaire très nette et à marche aiguë.

L'adénite peu à peu diminue, devient moins douloureuse,
pour disparaître avec la sinusite.

Dans le courant de cette année, l'esprit attiré sur ce point
particulier, nous avons pu constater chez deux jeunes sujets
(une jeune fille de douze ans et un jeune garçon de dix-sept
ans) atteints l'un et l'autre de sinusite frontale aiguë gingi-
vale, une adénopathie sous-maxillaire très nette.

Dans nos deux cas, le ganglion était douloureux à la

palpation et il n'y avait pas de périadénite; les malades
étaient venus consulter à l'Hôtel-Dieu pour des troubles de
la vue dus à leur sinusite. Il y avait, en effet, de l'infiltration
de la peau et de la douleur avec œdème rouge des paupières. Le drainage du pus s'opérait bien par le méat moyen,
le traitement médical classique, aidé de quelques manœuvres
rhinologiques très simples ayant surtout pour but de conti-
nuer à assurer la perméabilité du méat, suffit donc à amener
la guérison.

L'adénopathie disparut progressivement en même temps
que l'état local s'améliorait. Chez la jeune fille, la peau qui
recouvrait la paroi antérieure du sinus frontal gauche était
infiltrée, œdématiée lors de la première visite, et, dans notre
second cas, il y avait œdème et rougeur de la paupière inférieure en même temps qu'impotence fonctionnelle des muscles orbiculaires.

En somme, il semblerait que, dans nos deux cas, l'agent
infectieux s'était déjà fait jour à travers les parois osseuses
et qu'il y avait déjà menace de perforation par ostéite ou
tout au moins d'abcès à distance.

Nous n'avons rien lu de semblable dans l'observation de
Caboche.

III. Des adénopathies
dans les affections nasales chroniques.

I. ADÉNOPATHIES DANS LA TUBERCULOSE. — a) *Adénopathies
dans la tuberculose nasale.* — La tuberculose nasale peut, on
le sait, se développer soit chez des individus bien portants et
qui ne présentent aucune autre localisation bacillaire, c'est
la *forme primitive,* ou bien survenir chez des tuberculeux
pulmonaires ou laryngés très avancés, c'est la *forme secondaire.*

Le siège de la tuberculose primitive est sur la cloison car-
tilagineuse; quant à la tuberculose secondaire, son siège est
encore plus antérieur, c'est d'ordinaire le vestibule nasal.

On comprendra que, dans la forme secondaire, il soit difficile d'accorder la moindre importance aux adénopathies
sous-maxillaires ou cervicales constatées, car elles peuvent
reconnaître une tout autre origine que l'origine nasale.

Quant à la tuberculose nasale primitive, tuberculose exo-
gène, tuberculose locale, elle est, somme toute, fort peu viru-
lente. Ce qui explique que Cartaz [30] et les auteurs qui,
après lui, ont spécialement étudié la question, déclarent
qu'il n'existe pas, en général, d'adénopathie appréciable.
Pourtant, lorsqu'arrive la période d'ulcération, les ganglions
sous-maxillaires s'engorgent; mais, on le voit, quand ils sont
pris, ce n'est que très tardivement.

b) *Adénopathies dans la tuberculose naso-pharyngée.* —
Le pharynx nasal est admirablement situé pour subir le
contage tuberculeux. Il peut s'infecter, lui aussi, secondairement à une tuberculose pulmonaire avancée. En général, la
tuberculose affecte la forme ulcéreuse, et bien souvent les ganglions de la grande corne de l'os hyoïde sont engorgés. Mais,
ici, l'adénopathie perd naturellement de sa valeur, car elle a
pu être occasionnée par des lésions étrangères au cavum.

Le contage direct peut s'expliquer, comme l'a montré
Brindel, par ce fait que le bacille de Koch, hôte habituel du
mucus nasal et pharyngien, habite les cryptes de l'amygdale
pharyngée, et l'enkystement et l'inflammation de ces cryptes
ouvrent la porte à l'envahissement bacillaire.

Les adénopathies existent ici presque toujours dans la
région cervicale ou sous-maxillaire, mais il est souvent difficile de faire la part exacte du rôle joué par la tuberculose
dans l'engorgement ganglionnaire, car les ganglions ont pu
s'hypertrophier par suite des poussées d'adénoïdite subies
par le sujet.

L'adénoïdite aiguë crée l'adénopathie aiguë, à laquelle
succède l'adénite chronique d'abord simple, mais qui peut
secondairement devenir tuberculeuse

Ceci nous amène à étudier le rôle possible du tissu lymphatique du pharynx nasal comme porte d'entrée de l'infection tuberculeuse.

c) *Le tissu lymphoïde du cavum porte d'entrée de l'infection tuberculeuse.* — Cette question a été peu étudiée si l'on ne considère exclusivement que le naso-pharynx, car les expériences nombreuses et les travaux multiples sur cette question ont eu surtout en vue la pénétration du bacille au niveau des amygdales palatines et de la muqueuse du pharynx buccal.

Mais nous croyons qu'on peut ici sans crainte raisonner par analogie et appliquer les notions acquises à l'amygdale pharyngée et au tissu lymphoïde du pharynx nasal.

La notion de l'inoculation primitive est relativement récente. Rappelons que W. Meyer, le premier, émit l'idée que l'hypertrophie amygdalienne était souvent liée à une tuberculose larvée de l'organe. M. Lermoyez[32], en 1894, en décrivant les végétations adénoïdes tuberculeuses, fit faire un grand pas à la question.

Enfin, le professeur Dieulafoy[33], en 1895, expose magistralement les différents stades de la tuberculose : première étape amygdalienne, seconde étape ganglionnaire, troisième étape pulmonaire.

M. Baup[34] institue des expériences qui confirment pleinement les idées de Dieulafoy. Il attribue à la tuberculose larvée les poussées inflammatoires fréquentes chez les sujets à amygdales hypertrophiées, et il décrit les diverses lésions produites par le bacille ou plus souvent par les toxines, démontrant ainsi la réalité de la première étape amygdalienne de Dieulafoy.

Quant à la seconde étape, *étape ganglionnaire*, elle tend aussi à être prouvée par de nombreux travaux. Orth, en inoculant le bacille tuberculeux dans les amygdales de chien, voit se développer des lésions dans tous les ganglions du cou. D'autre part, les observations de tuberculose ganglionnaire consécutive à une lésion primitive de l'amygdale sont nombreuses (Friedmand[34]). Cette inoculation primitive peut se faire soit par des aliments, soit par les poussières contenant des bacilles virulents.

On sait, enfin, que la tuberculose amygdalienne primitive est très fréquente relativement chez l'enfant, tandis que la secondaire est plus fréquente chez l'adulte.

Entrant par effraction de l'épithélium de la muqueuse et des cryptes, le bacille passe dans la circulation lymphatique et va aux ganglions du cou, de là aux poumons et dans tout l'organisme.

On peut même, si l'on songe aux notions anatomiques qui paraissent certaines et que nous avons rapportées plus haut au sujet des communications des espaces sous-arachnoïdiens du cerveau avec les lymphatiques de la pituitaire, admettre la porte d'entrée nasale ou naso-pharyngée pour certains cas de méningite tuberculeuse. Au reste, Jacobson[35] a pu rapporter quelques observations de méningite tuberculeuse s'accompagnant de lésions de même ordre du naso-pharynx.

Cela nous permettrait de comprendre l'éclosion subite de la méningite tuberculeuse chez le nourrisson vivant sous le même toit que des individus atteints de tuberculose ouverte. Il y a là non pas hérédité tuberculeuse, comme l'on disait jadis, mais bien contagion familiale.

Nous pouvons rapprocher de ces faits l'opinion exprimée par Grunwald[36] (p. 88). Il lui semble bien probable que la méningite tuberculeuse siège surtout à la base parce que les bacilles de Koch, qui séjournent surtout dans l'épipharynx et en particulier dans son tissu adénoïde, passent de là facilement dans les espaces lymphatiques sous-duraux.

2. ADÉNOPATHIES DANS LE LUPUS. — a) *Lupus primitif des fosses nasales.* — Il est admis par tous les dermatologistes que les adénites sont une des complications possibles du lupus vulgaire et que, dans quelques cas, elles s'enflamment et suppurent.

Pour Besnier, ces adénites seraient dues à la pénétration dans les voies lymphatiques du bacille de la tuberculose et à l'infection plus profonde de l'économie par ce bacille.

Il était probable *a priori* que cette complication se retrouverait dans le lupus des fosses nasales. Pour éloigner dans la mesure du possible toute cause d'erreur pouvant tenir à une autre source d'infection venue du tégument externe, nous n'avons retenu que les observations de réactions ganglionnaires au cours du lupus primitif des fosses nasales.

Bien que presque tous nous admettions aujourd'hui l'identité histologique du lupus et de la tuberculose, cliniquement il y a une différence, et malheureusement il n'est pas toujours aisé de dire ce qui doit s'appeler *lupus des fosses nasales* ou *tuberculose*.

Malgré l'opinion inverse de Lefferts[37], de Schaffer et Nasse[38], qui n'acceptent le diagnostic de lupus que s'il y a une manifestation lupique cutanée, on tend à admettre de plus en plus le lupus primitif (Pohl[39]) et l'on va même plus loin si, avec Méneau et Frèche[40], on arrive à dire que le lupus de la face n'est très souvent que la propagation de la lésion nasale.

D'après Cozzolino[41], Raulin[42], Jousset[43], la partie antérieure de la cloison nasale est un des sièges de prédilection du lupus.

Aucun des auteurs ne signale l'adénopathie parmi les signes habituels. Pourtant, en relisant les observations du travail de E. Félix[44], nous voyons que souvent les ganglions sous-maxillaires sont pris et qu'ils peuvent atteindre le volume d'une noisette ou d'un œuf de pigeon. Une fois ce furent les ganglions mentonniers.

Cette localisation de l'adénopathie ne peut nous étonner, car le plus souvent, sinon toujours, c'est par le vestibule, les ailes du nez ou la partie antérieure de la cloison que débute le lupus; or, nous savons que les ganglions sous-maxillaires et mentonniers sont les ganglions régionaux de cette partie des fosses nasales.

En outre, ces adénopathies sont souvent bilatérales, ce que l'anatomie pouvait encore faire prévoir.

b) *Lupus primitif du cavum.* — Quant au *lupus primitif du pharynx nasal,* c'est une exception. Seifert[45] en rapporte un cas. Nous ne savons donc rien de précis sur les ganglions infectés.

3. ADÉNOPATHIES DANS LA SYPHILIS. — Dans la syphilis nasale, les adénopathies sont de règle quand il s'agit de l'accident primitif, du chancre. Elles peuvent exister lors des accidents secondaires mais d'une façon inconstante, et sont dues alors à des infections secondaires ou à l'infection générale.

Pour le chancre, ici comme pour d'autres régions, la constatation d'une adénopathie en rapport avec la lésion a un haut intérêt diagnostique. Le chancre est toujours escorté d'un ganglion satellite. Le bubon suit le chancre comme l'ombre suit le corps, dit Ricord.

Comme le chancre nasal est presque toujours situé à la partie antérieure de la cloison, au niveau de la sous-cloison ou sous la face interne de l'aile du nez, là où l'inoculation digitale porte le virus, ce sont presque toujours les ganglions sous-maxillaires qui sont envahis les premiers.

Les ganglions sont toujours gros, notablement hypertrophiés, quelquefois énormes, et les auteurs comparent leur volume à celui d'une noix ou d'un œuf de poule.

Ils sont très durs, roulant sous le doigt, lisses, d'une dureté pierreuse, non adhérents. Au début, ils peuvent être légèrement douloureux, mais cela n'existe pas toujours et est, en tout cas, très fugace. Le plus souvent ils sont indolores.

Chapuis[46] et Le Bart[47] recommandent, en outre, la recherche des adénopathies au niveau de l'axis, dans le cavum et dans le voisinage de la grande corne de l'os hyoïde, appliquant les données de l'anatomie à la pathologie.

Mais, comme Küttner et André l'ont montré, les lymphatiques pituitaires communiquent avec les lymphatiques

cutanés, et dès lors on peut trouver les ganglions préauriculaires, parotidiens et même géniens envahis.

D'autre part, la constatation d'une adénopathie peut faire
remonter à la lésion spécifique, au chancre. La curieuse
observation suivante, résumée d'après Brunon [48], en est un
exemple bien frappant.

Il s'agit d'un enfant de sept ans, chétif, malingre, porteur
de *grosses adénites de la région sous-maxillaire gauche;* pas
de douleurs à la palpation. Ne trouvant aucune inflammation dans la bouche, ni sur les amygdales, ni aux oreilles,
ni au cuir chevelu, on pense à la scrofulose. Trois semaines
après, les adénites de la région sous-maxillaire gauche ont
augmenté de volume; à droite, les ganglions sont à peine
sensibles. Mais, sur le front, une éruption papuleuse fait
qu'on examine la bouche et qu'on découvre une petite
plaque muqueuse. Dès lors, on poursuit l'examen dans le
sens de syphilis et l'on cherche la porte d'entrée.

On constate, enfin, un *ganglion de la grosseur d'une grosse
noisette au niveau de l'os hyoïde à gauche.* Cette constatation
remémore à notre confrère les remarques anatomiques sur
lesquelles il avait insisté dans sa thèse : ces ganglions hyoïdiens
sont tributaires des lymphatiques de la pituitaire. Il fait immédiatement l'examen du nez, et, à 1 centimètre et demi de l'orifice nasal, en écartant légèrement le cornet inférieur, il découvre une petite ulcération en saillie, d'un rouge très vif, les
bords assez bien taillés à pic et d'un demi-centimètre carré
environ de grandeur; c'est bien un chancre syphilitique.

Par le toucher rétro-pharyngien, on ne constate aucune
tumeur; mais l'examen fut fort difficile, et l'auteur conclut
qu'il ne peut affirmer l'intégrité du ganglion préaxoïdien.

Quant au chancre du cavum et du pourtour de l'orifice
tubaire, c'est au niveau de la chaîne cervicale qu'il faudra
rechercher l'adénopathie.

Des gommes du cavum peuvent, en s'infectant secondairement, amener un retentissement ganglionnaire dans la chaîne
cervicale. Nous avons encore présent à la mémoire un cas
de surdité unilatérale survenue insidieusement chez une jeune
femme, de bonne santé, et dont il semblait difficile de trouver
la cause. L'examen du rhino-pharynx permit à mon père de
reconnaître une tuméfaction de la région pharyngée latérale
au niveau de la trompe; dès lors, le mécanisme de la surdité
s'expliquait : il s'agissait d'obstruction mécanique de la
trompe par cette tuméfaction. La malade, interrogée, niait
toute syphilis antérieure. En explorant la région cervicale, on
trouva un gros ganglion à la partie inférieure de la chaîne
cervicale; on prescrivit le traitement spécifique, et surdité,
tumeur et ganglions disparurent simultanément par le traitement classique.

4. Adénopathies dans les tumeurs malignes des fosses
nasales et du naso-pharynx. — a) *Tumeurs malignes primitives des fosses nasales.* — Kümmel, dans son traité récent
sur les tumeurs malignes du nez et des fosses nasales (1899),
signale la rareté des adénopathies dans les tumeurs malignes
primitives des fosses nasales. Il ajoute que peut-être l'unique
cause de cette rareté c'est que la première étape du courant
lymphatique à partir de la muqueuse du nez ne nous est pas
connue ou bien n'est pas accessible à l'examen.

Nous croyons que les travaux des anatomistes modernes
permettent aujourd'hui d'éliminer la première cause. Nous
savons bien, en effet, maintenant, quelles sont les régions
à explorer. Mais nous ne pouvons que nous rallier à la
seconde proposition de Kümmel : l'examen n'est pas facile,
d'autant plus que ces malades vont le plus souvent consulter
des chirurgiens généraux, parfois peu familiarisés avec nos
manœuvres rhinoscopiques.

Nous osons espérer que, dans un avenir prochain, étant
donnée la vulgarisation de nos procédés d'examen (rhinoscopie

postérieure et toucher rétro-pharyngien), cette lacune se comblera.

Ces réserves faites, l'étude des monographies les plus récentes et la lecture des observations qui y sont annexées nous montrent très nettement que, dans les tumeurs malignes primitives des fosses nasales, l'adénopathie secondaire est exceptionnelle, et cela quelle que soit la nature de la tumeur.

On sait que les tumeurs malignes des fosses nasales peuvent se diviser en deux groupes, les sarcomes et les tumeurs épithéliales. Les sarcomes comprennent les tumeurs produites par la prolifération d'un élément cellulaire d'origine conjonctivo-vasculaire (mélano-sarcome, myxosarcome, sarcome à myéloplaxes, etc.); les tumeurs épithéliales comprennent les tumeurs qui se développent aux dépens des éléments épithéliaux, les épithéliomas et les carcinomes.

Dans ces deux groupes, l'adénopathie secondaire est rare, surtout au début, à l'époque où elle pourrait présenter quelque intérêt diagnostique.

Lorsqu'elle existe (Paul Bourgeois[50]), elle se produit dans la région sous-maxillaire, principalement au niveau de l'angle de la mâchoire.

On l'a trouvée pourtant une ou deux fois dans les ganglions latéraux du cou.

Les ganglions sont tantôt durs, mobiles, indolents, tantôt ils peuvent se ramollir, ils adhèrent à la peau qu'ils perforent, formant ainsi des ulcérations sanieuses.

Après ablation de la tumeur, la récidive peut se faire dans les ganglions, et la première observation d'épithélioma des fosses nasales nettement diagnostiqué, due à Bouheben[51], est une observation de ce genre.

Il s'agissait d'un épithélioma ayant débuté deux ans auparavant au niveau du septum cartilagineux, n'ayant donné lieu à aucune hémorragie, mais s'étant accompagné de ganglions sous-maxillaires du même côté.

L'extirpation de la tumeur et des ganglions fut suivie d'une récidive du côté de ces derniers.

Robert Dreyfuss (de Strasbourg)[52], qui, en 1892, a bien étudié les tumeurs malignes épithéliales des fosses nasales, après avoir signalé la rareté de l'hémorragie spontanée dans le carcinome et l'abondante hémorragie spontanée dans certains sarcomes, attire l'attention sur « un autre fait caractéristique, c'est la *rareté de l'infiltration des glandes lymphatiques régionales* ». On n'a constaté que deux fois une infiltration de cette espèce (Bouheben[51], Barzilay[53]); dans ces cas, c'étaient les glandes sous-maxillaires qui avaient été affectées. Mais l'affection existait dans le cas de Bouheben depuis deux ans, dans le cas de Barzilay depuis neuf mois seulement.

L'on peut opposer à ces faits ceux où, malgré une plus longue durée, il n'y a pas eu infection des glandes.

En somme, il semble y avoir ici accord entre tous les auteurs pour signaler la rareté de l'adénopathie; elle ne saurait donc être d'un utile secours pour poser un diagnostic.

Nous avons vainement tenté d'établir dans quels cas l'adénopathie apparaissait et s'il y avait des régions où l'implantation de la tumeur amenait plutôt qu'ailleurs la réaction ganglionnaire.

b) *Tumeurs malignes du naso-pharynx.* — Les chirurgiens et surtout les rhinologistes n'ont pas beaucoup écrit sur cette question, ce qui fait qu'en dehors de la thèse de Montbouyran[54] et de celle de F. Laval[55] et d'un certain nombre d'observations ou de quelques articles dont le plus important est celui de nos collègues Jacques et Bertemès[56], nous n'avons pu trouver d'observations.

Dans son travail très documenté, Laval a dressé un tableau de tous les cas publiés, auxquels il ajoute 7 observations inédites, ce qui fait un total de 45 cas de sarcome et de 27 cas d'épithéliomes.

En général, le malade vient se soumettre à l'examen le plus

souvent parce qu'il éprouve depuis plus ou moins longtemps
de la gêne dans la respiration nasale, surtout d'un côté,
(forme respiratoire) ou bien, et cela plus rarement, c'est en
recherchant la cause d'une surdité unilatérale survenue sour-
noisement (forme auriculaire) que l'otologiste, pratiquant
l'examen rhinoscopique postérieur ou le toucher rétro-pharyngien, découvre par hasard la tumeur.

Il est un troisième mode de début, plus rare il est vrai que
les deux autres, mais qu'il nous faut bien connaître, quoique
le plus souvent le malade, dans ce cas, se dirige de préférence
chez le chirurgien général plutôt que chez le rhinologiste.
Nous voulons parler des cas dans lesquels il n'y a pas ou
presque pas de signes d'obstruction nasale, tellement peu
dans tous les cas que le patient n'en a nul souci; il n'y a pas
non plus d'obstruction tubaire, partant pas de surdité; le
seul signe qui attire l'attention du malade est la présence
d'une *adénopathie cervicale* (forme ganglionnaire) qui peut
pendant longtemps, très longtemps, même pendant plusieurs
mois, constituer toute la maladie.

Dans ces cas, le chirurgien, s'il n'a pas l'idée ou l'habitude
de faire pratiquer ou de pratiquer lui-même l'examen du
rhino-pharynx, croit n'avoir affaire qu'à une adénopathie
cervicale banale, dont il méconnaît souvent la cause jusqu'au
jour où, la tumeur s'accroissant, les symptômes de compres-
sion des organes voisins apparaissent et forcent au diagnostic;
mais il est alors souvent trop tard pour tenter avec quelques
chances de succès l'exérèse.

Cette forme de début par tumeur ganglionnaire étant assez
rare, nous en rapportons une observation recueillie par notre
collègue Escat et publiée déjà dans le travail de Laval.

Obs. II. — *Épithélioma du naso-pharynx chez un homme de*
soixante-huit ans. Adénopathie cervicale énorme, seul signe physique
extérieur.

Le 3o mai 1902, le professeur Audry adresse à la clinique L. E....
pour rechercher si les voies aériennes supérieures ne recéleraient

pas la cause d'une *adénopathie cervicale énorme,* seul signe physique extérieur.

Le malade ne se plaint que de douleurs cervicales. Début il y a cinq mois. Rhinolalie fermée légère. A la rhinoscopie antérieure, on aperçoit à travers la choane droite une tumeur grisâtre. La rhinoscopie postérieure fait découvrir une tumeur fongueuse, du volume d'un marron, occupant presque toute la largeur de la voûte, masquant complètement la choane droite, et laissant voir la queue du cornet inférieur à gauche.

D'après les apparences, il s'agissait d'un épithélioma et l'examen histologique confirma ce diagnostic.

Dans toutes les observations qu'il nous a été donné de parcourir, ce sont *les ganglions cervicaux* qui sont pris les premiers.

Il est très difficile de voir si les ganglions latéro-pharyngiens sont envahis; car la masse ganglionnaire, soulevant la paroi pharyngée, peut être très facilement confondue avec un prolongement pharyngien de cette tumeur.

Pourtant, on doit, par le toucher rétro-pharyngien, rechercher sa présence.

Nous croyons avoir, au moins une fois, constaté l'envahissement de ce groupe ganglionnaire dans l'observation suivante, prise sur un malade venu à la consultation de la clinique Panas, à l'Hôtel-Dieu.

Obs. III. — *Sarcome du naso-pharynx propagé à l'orbite. Exophtalmie droite. Masse ganglionnaire sous-maxillaire et parotidienne droite. Masse ganglionnaire latéro-pharyngienne droite perceptible par le toucher rhino-pharyngien.*

Il s'agit d'un malade, homme d'apparence robuste, âgé de quarante-huit ans, qui se présente à la consultation le 3 mars 1905.

Il y a six mois, le malade s'est aperçu que son œil droit grossissait, et depuis trois semaines cette exophtalmie aurait beaucoup augmenté pour atteindre le degré actuel. Notons que le malade déclare que son œil grossit et diminue par périodes. Aucune douleur locale. Pas de céphalée. Rien, sauf une *gêne de la respiration par la narine droite.* Il y a huit jours, épistaxis.

Les mouvements de l'œil sont assez considérables en dedans et en dehors, mais très faibles en haut et en bas. Il peut encore fermer l'œil droit, les paupières sont suffisantes pour recouvrir le globe. Cornée intacte.

A la palpation de l'orbite, on trouve surtout en haut et en dedans une masse dure, bien limitée, et en haut et en dehors une masse plus volumineuse, mais moins dure et moins bien limitée. En bas, on arrive aussi à sentir la masse néoplasique. L'œil est dur.

Vision de l'œil droit = 1/6.

Vision de l'œil gauche = 1.

Stase papillaire de l'œil droit.

Le *toucher rhino-pharyngien*, facile, permet de constater que toute la partie droite du cavum depuis la voûte jusqu'à l'insertion du voile est occupée par une masse dure et rénitente qui repousse la muqueuse, en haut et en avant, il semble qu'il y ait une autre masse, celle-ci mollasse et saignant très facilement, obstruant en partie la choane droite. On constate, en outre, une *masse ganglionnaire sous-maxillaire et parotidienne* volumineuse.

Le diagnostic de sarcome propagé à l'orbite paraît probable. En outre, étant données les deux masses perçues au toucher rétropharyngien et leur différence de nature, nous penserions volontiers avoir saisi là une *adénopathie pharyngienne* secondaire soulevant la paroi pharyngée.

Escat a vu une fois *les ganglions dits de Gillette* augmentés de volume dans l'observation VI de la thèse de Laval, que nous rapportons brièvement ci-dessous.

Obs. IV. — *Épithélioma du naso-pharynx chez un homme de soixante-deux ans. Adénopathie rétro-pharyngée.*

F.-J. L... se présente le 10 septembre 1902, se plaignant de surdité bilatérale depuis quatre mois environ, d'insuffisance nasale, de douleurs à la nuque et d'écoulement purulent par le nez et la gorge.

La rhinoscopie postérieure permet de voir sur la voûte du cavum une masse fongueuse présentant des mamelons rosés masquant les choanes. Sa consistance est demi-molle; *la paroi spinale du pharynx paraît soulevée peut-être par les ganglions de Gillette* augmentés de volume. L'oreille ne présente que des lésions de catarrhe tubaire.

L'examen histologique confirme le diagnostic d'épithélioma. Le malade est revu le 22 octobre : la tumeur a bien augmenté ; visible dans l'oro-pharynx, elle est ulcérée ; la respiration buccale est gênée.

Les douleurs sont vives. *Pas d'adénopathie cervicale perceptible.*

L'époque d'apparition de l'adénopathie peut aider à poser le diagnostic différentiel entre le sarcome et l'épithéliome. Ici, comme ailleurs, l'adénopathie précoce est en faveur de l'épithéliome.

Dans la grande majorité des cas rapportés, ce sont les ganglions sterno-mastoïdiens qui sont ou qui paraissent pris les premiers.

Quant à l'adénopathie rétro-pharyngée, ou mieux latéro-pharyngée, elle paraît exceptionnelle, peut-être n'est-ce là qu'une apparence due à un examen insuffisant, car il est très rare de voir mentionner la recherche de cette adénopathie.

BIBLIOGRAPHIE

A) Partie anatomique

1. **Albertin**. — Des adénites géniennes (*Archiv. prov. de chir.*, t. IV, n° 4, p. 250, 1895).

2. **Axel Key et Retzius**. — *Studien in der Anatomie des Nervensystems und des Bindegewebes*, vol. I, p. 217 à 221, pl. 37, Stockholm, 1875.

3. **André (J.-Marc)**. — *Contribution à l'étude des lymphatiques du nez et des fosses nasales* (Thèse de doct., Paris, 1905).

4. **Bourgery et Jacob**. — *Vaisseaux lymphatiques*, Paris, 1835, t. IV, pl. 88.

5. **Boyer**. — *Traité d'anatomie*, t. III, p. 263 (ganglions du buccinateur).

6. **Buchbinder (Hans)**. — Ueber die Lag und die Erkrankungen der Wangenlymphdrüsen (*Beiträge z. Klin. Chir.*, oct. 1890, XXV, p. 11).

7. **Cloquet**. — Tome II, p. 503 (pour ganglions de la face).

8. **Cunéo et André**. — S. ciété anatomique, 20 janvier 1905.

9. **Gérota**. — Zur Technik der Lymphgefässinjection. Fine neue Injectionsmasse für Lymphgefässe. Polychrome injection (*Anat. Anzeiger* 1896, t. XII, n° 8, p. 216).

10. **Küttner (H.).** — Ueber die Lymphgefässe der äusseren Nase und die zugehörigen Wangenlymphdrüsen in ihrer Beziehung zu der Verbreitung des Nasenkrebses (*in Beiträge zur klinischen Chirurgie*, oct. 1899, p. 33, 1 pl., Tubingen).

11. **Luschka.** — *Die Anatomie des Menschen*, Tübingen, 1865.

12. **Mascagni (Paolo).** — *Vasorum lymphaticorum corporis humani historia et ichnographia*, 1787. Tab. XXVI, fig. 1.

13. **Most (A.).** — Ueber den Lymphgefässapparat von Nase und Rachen (*Archiv für Anat. und Physiol.* Anatomische abtheilung, 1901. Hefte 2 et 3, p. 75 à 94 et 1 pl.).

14. **Pilliet.** — *Bulletin de la Société anatomique*, 1891.

15. **Poncet.** — Société nationale de médecine de Lyon, 6 juillet 1896.

16. **Princeteau.** — *Gazette hebdomadaire des sciences médicales de Bordeaux*, n° 24, p. 280, juin 1899.

17. **Sappey.** — *Anatomie, physiologie et pathologie des vaisseaux lymphatiques considérés chez l'homme et les vertébrés*, Paris, 1874.

18. **Sieur.** — Société des sciences médicales de Lyon, séances de mai 1895.

19. **Sieur** et **Jacob.** — *Recherches anatomiques, cliniques et opératoires sur les fosses nasales et leurs sinus*, Paris, Rueff, 1901.

20. **Simon.** — *Schmidt's Jahrbücher*, Band CVII et CLXI, 1859.

21. **Testut.** — *Traité d'anatomie humaine*, 2e édit., t. II, p. 300.

22. **Thévenot.** — Des adénites géniennes (*Gaz. des hôpit.*, 21 avril 1900, n° 46).

23. **Vigier.** — Des adénites géniennes (Thèse de doct. de Lyon, nov. 1892, et *Gaz. hebdom. de méd. et de chir.*, n° 31, 1892).

B) PARTIE CLINIQUE

1. **Comby.** — La fièvre ganglionnaire (*Méd. infant.*, 1894) et *Traité des maladies de l'enfance*, t. II, p. 450.

2. **Czajkowski.** — Remarques à propos de la fièvre dite ganglionnaire (*Gaz. Leck*, 1894).

3. **Delcourt (Albert).** — La fièvre ganglionnaire et la grippe à forme ganglionnaire (*La Pathol. infant.*, Bruxelles, n° 2, 15 fév. 1905).

4. **Desplats.** — Note sur un cas de fièvre ganglionnaire (*Journ. des sciences méd. de Lille*, 1894).

5. **Gourichon (H.).** — *Essai sur la fièvre ganglionnaire* (Thèse de doct., Paris, 1895).

6. **Haerschelmann.** — Fièvre glandulaire (*Jahr. f. Kinder*, 1894, XXVIII, I).

7. **Kisel.** — K. Kazuist. shelcz. lichorad. Drüsenfieber Pfeiffer's (*Trudi obsh. dietsk. Vrach.*, Moscou, 1893).

8. **Moussous.** — De la fièvre ganglionnaire (*Rev. mens. des mal. de l'enfance*, 1893).

9. **Muggia.** — Sulla li fadenite cervicale acuta nei bambini (*Gaz. med. di Torino*, 1893).

10. **Neumann.** — De l'adénite cervicale aiguë idiopathique (*Berlin. klin. Wochens.*, décembre 1891).

11. **Pech.** — Thèse de doctorat de Toulouse, 1891.

12. **Pfeiffer (E.).** — Drüsenfieber (*Jahr. f. Kinder*, 1889, t. XXIX, fasc. 3 et 4).

13. **Protasow.** — Zur cazuistik des Drüsenfiebers Pfeiffer's (*Jahr. f. Kinder*, 1891).

14. **Ricard.** — Congrès français de chirurgie (*Bull. méd.*, oct. 1889).

15. **Starck.** — *Jahr. f. Kinder*, 1890, t. XXXI, fasc. 4.

16. **Unger.** — *Traité de pédatrie*, p. 687-688.

17. **Tissier (Paul).** — Le nez et l'érysipèle (*Ann. des mal. de l'oreille*, novembre 1892, page 807).

18. **Bretonneau.** — Lettre à Blache et à Guersant (*Archiv. gén. de méd.*, 1855, t. V et VI).

19. **Bretonneau.** — *Traité de la diphtérite*, Paris, 1826.

20. **Glatard (Raymond).** — *La diphtérie nasale* (Thèse de doct., Paris, 1902).

21. **Chausserie-Laprée (F.).** — *De la rhinite purulente dans la scarlatine* (Thèse de doct., Paris, 1900).

22. **Roger.** — Étude clinique sur quelques maladies infectieuses (*Rev. de médecine*, avril-mai 1889 et 1900).

23. **Gilette.** — *Abcès rétro-pharyngiens idiopathiques* (Thèse de doct., Paris, 1887).

24. **Bar (L.).** — Contribution à l'étude des abcès juxta-pharyngiens (*Bull. et Mém. de la Soc. franç. d'otol.*, 1902, p. 137).

25. **Escat.** — *Presse médicale*, 1895.

26. **Texier.** — Des abcès rétro-pharyngiens chez le nourrisson (*Bull. et mém. de la Soc. franç. d'otol.*, p. 371, 1903).

27. **Broca.** — Abcès péripharyngiens (*Bull. méd.*, n° 49, 20 juin 1903).

28. **Bokaï.** — *Traité des maladies de l'enfance*, 1897.

29. **Pearson.** — Abcès aigus rétro-pharyngiens au cours de la première enfance (*La Parole*, 1902, n° 7).

30. **Cartaz (A.).** — De la tuberculose nasale (*France méd.*, 19 juillet 1887, p. 1007).

31. **Baup.** — *Les amygdales porte d'entrée de la tuberculose* (Thèse de doct., Paris, 1900).

32. **Lermoyez.** — *Annales des maladies du larynx*, 1888-93-99. Soc. de biologie, 1893.

33. **Dieulafoy.** — Académie de médecine, 1895.

34. **Friedmann.** — Les amygdales porte d'entrée de la tuberculose chez les enfants (*Deuts. med. Vochens.*, n° 21, p. 381, 1900, et *Beitrage zur path. Anät.*, XXVIII, p. 66).

35. **Jacobson.** — *Contribution à l'étude de l'origine bucco-pharyngée de la méningite* (Thèse de doct., Paris, 1900.)

36. **Grunwald.** — *Atlas manuel des maladies de la bouche, du pharynx et des fosses nasales*, édit. française, 1903.

37. **Lefferts.** -- Schmidt's Jahrbucher, 1879, vol. CLXXXII, p. 115 (*Amer. Journ.*, 1878).

38. **Schäffer** et **Nasse**. — Tuberkulgeschwülste der Nase (*Deuts. med. Wochens.*, 1887, p. 308).

39. **Pohl.** — Ueber Lupus (*Wirchow's Archiv*, 1854, vol. VI, p. 174).

40. **Meneau** et **Frèche**. — Société française de dermatologie, 26 avril 1897.

41. **Cozzolino.** — *Archiv. ital. di laringol.*, 1886.

42. **Raulin.** — Thèse de doctorat, Paris, 1889.

43. **Jousset.** — Étude clinique sur le lupus primitif de la cloison nasale (*Ann. des mal. de l'oreille*, 1900, I, p. 481).

44. **Eugène Félix.** — *Ann. des mal. de l'oreille*, fév. 1901, p. 108.

45. **Seifert** — *Heymann : Handbuch der Laryngol. und Rhinol.*, II, 1899, p. 753.

46. **Chapuis.** — *Gazette des hôpitaux*, 1891.

47. **Le Bart.** — Thèse de doctorat, Paris, 1891.

48. **Brunon.** — *Loire médicale*, 15 décembre 1903.

49. **Brunon.** — *Le chancre syphilitique des fosses nasales* (Thèse de Lyon, 1895).

50. **Bourgeois (Paul).** — *Les tumeurs malignes primitives des fosses nasales* (Thèse de doct., Paris, 1902).

51. **Bouheben.** — *Extirpation des ganglions sous-maxillaires* (Thèse de Paris, 1873).

52. **Dreyfuss (Robert).** — Tumeurs malignes épithéliales des fosses nasales (*Archiv. internat. de laryngol.*, 1892, p. 65).

53. **Barzilay.** — *Épithélioma des fosses nasales* (Thèse de doct., Paris, 1885).

54. **Montbouyran.** — Thèse de doctorat, Paris, 1895.

55. **Laval.** — Des tumeurs malignes du naso-pharynx (*Archiv. internat.*, février 1905, p. 55).

56. **Jacques** et **Bertemès.** — Société française, 1903, p. 311.

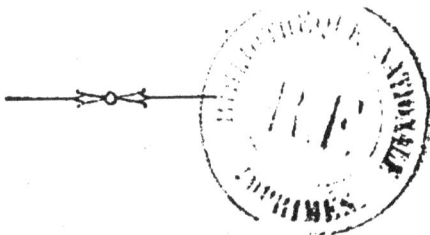

Bordeaux. — Impr. G. GOUNOUILHOU, rue Guiraude, 11.

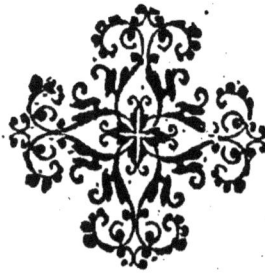

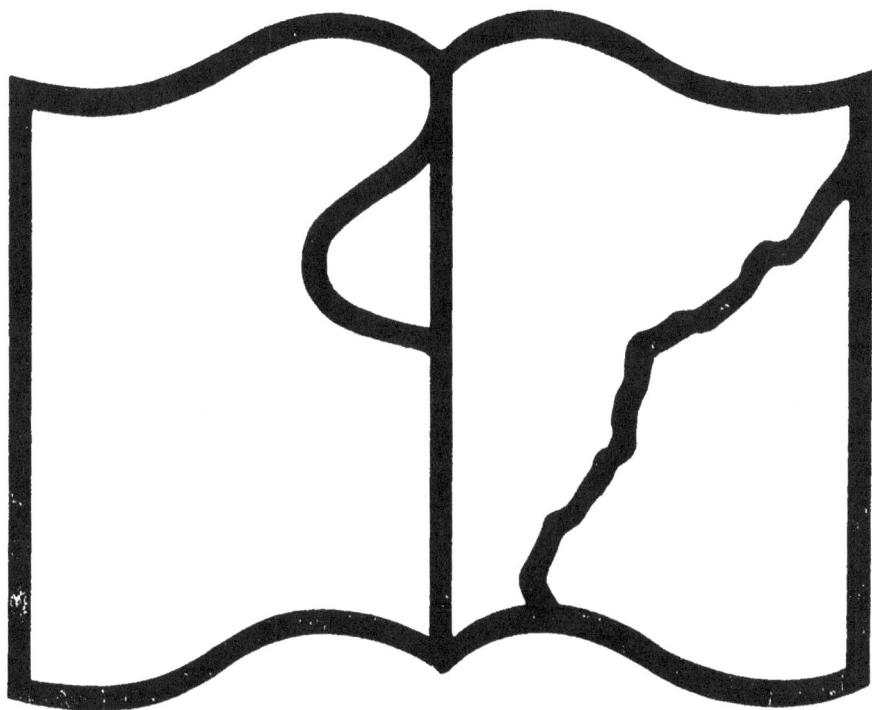

Texte détérioré — reliure défectueuse

NF Z 43-120-11

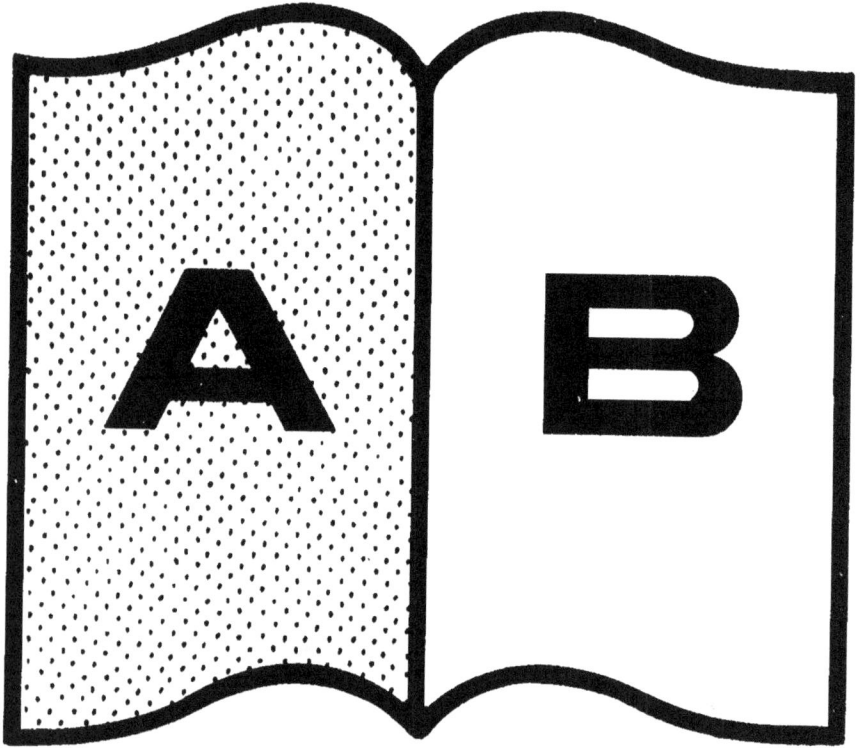

Contraste insuffisant

NF Z 43-120-14

www.ingramcontent.com/pod-product-compliance
Lightning Source LLC
Chambersburg PA
CBHW071324200326
41520CB00013B/2860